AF465318

MANUEL-PRATIQUE

DE

LA LITHOTRITIE.

IMPRIMERIE DE C. THUAU,
rue du Cloître-S.-Benoît, n. 4.

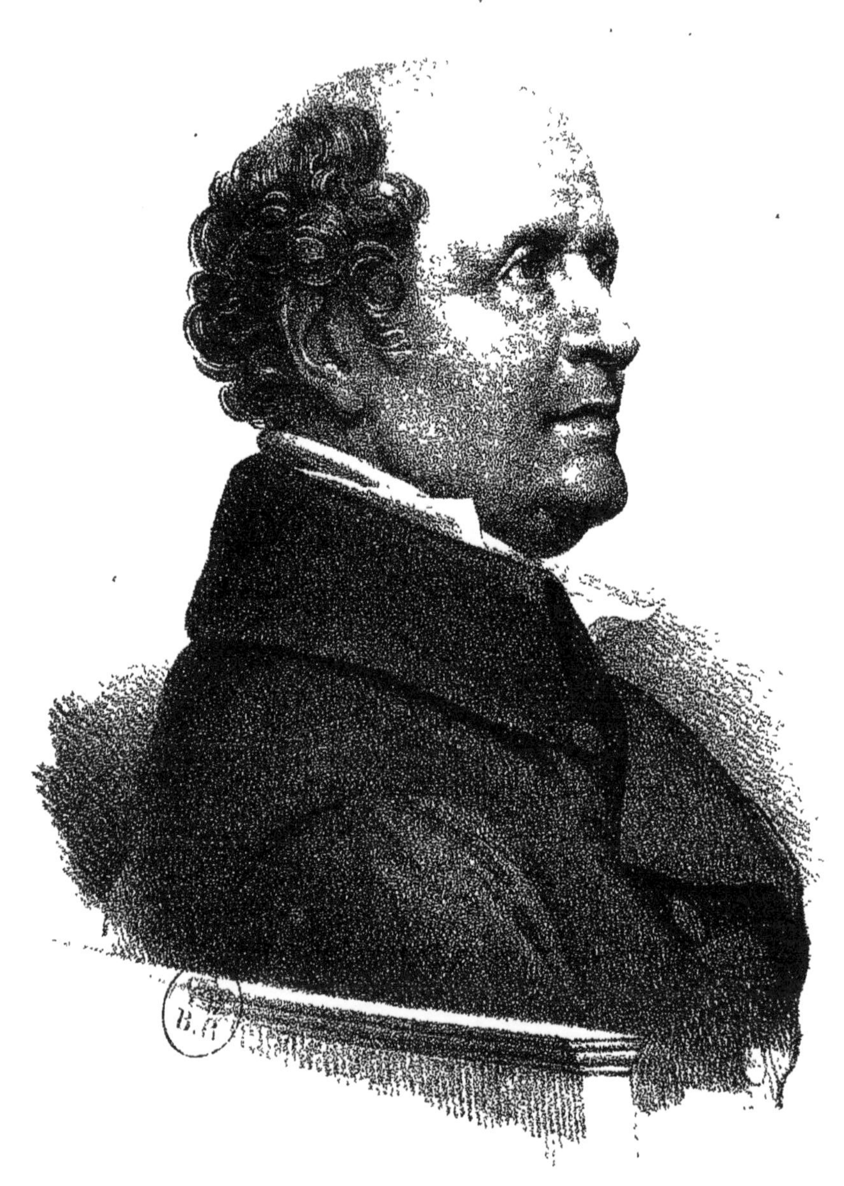

A. DUBOIS.

Lettre Autographe de Mr le Professeur Dubois, au Docteur Bancal.

je suis très reconnoissant, mon cher ami, de tout l'intérêt que vous voulez bien prendre à ma santé, je vous en adresse les plus sincères remerciemens.

oui vous avez raison, il faut populariser la lithotritie et je vois avec grande satisfaction que vos travaux se dirigent vers la propagation de cette méthode. je suis trop heureux que vous ayez songé à moi; vous me faites beaucoup d'honneur de vouloir associer mon nom au vôtre, je me trouverai toujours bien placé.

amitié pour toujours

Ant Dubois

Le 11 juin 1829
paris

MANUEL-PRATIQUE

DE

LA LITHOTRITIE,

OU

LETTRES A UN JEUNE MÉDECIN

SUR LE BROIEMENT DE LA PIERRE DANS LA VESSIE;

PAR A. P. BANCAL,

MÉDECIN A BORDEAUX;

SUIVI

D'UN RAPPORT FAIT A L'INSTITUT ROYAL DE FRANCE,

PAR MM.

PERCY, CHAUSSIER, DESCHAMPS, PELLETAN ET MAGENDIE,

EN FAVEUR DE SON NOUVEL INSTRUMENT POUR L'OPÉRATION DE LA CATARACTE PAR EXTRACTION, ET D'UNE LETTRE DESCRIPTIVE DE LA MANIÈRE DE PRATIQUER CETTE OPÉRATION AU MOYEN DE CET INSTRUMENT.

ORNÉ DU PORTRAIT DE M. LE PROFESSEUR DUBOIS ET D'UN FAC SIMILE DE SON ÉCRITURE.

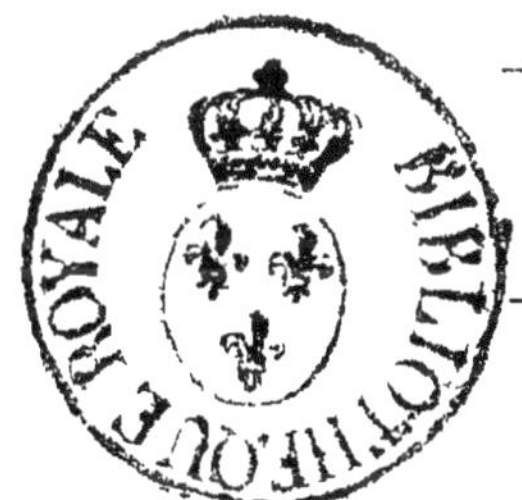

> Pour décrire exactement, il faut avoir vu, examiné, comparé la chose qu'on veut décrire, et tout cela, sans préjugé, sans idée de système, sans quoi la description n'a plus le caractère de la vérité, qui est le seul qu'elle puisse comporter. BUFFON, *t.* I, *pag.* 76, *ed.* 1827.

PARIS.

J.-B. BAILLIÈRE,

LIBRAIRE DE L'ACADÉMIE ROYALE DE MÉDECINE,

ET DU COLLÉGE ROYAL DES CHIRURGIENS DE LONDRES,

Rue de l'École-de-Médecine, n° 13 *bis*.

A BORDEAUX,

Chez LAWALLE, libraire, allées de Tourni.

1829.

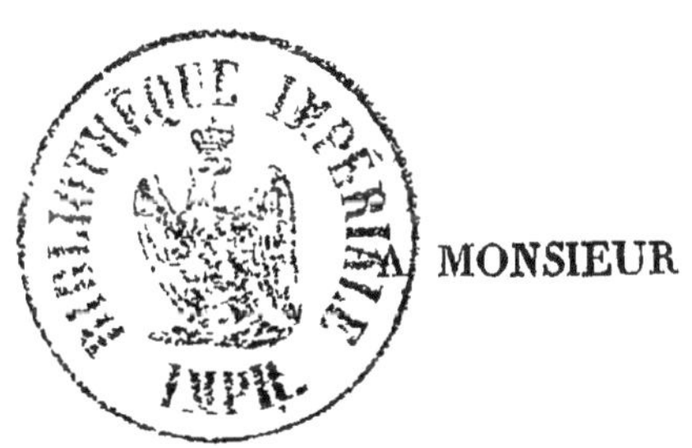

A MONSIEUR

ANTOINE DUBOIS.

MONSIEUR ET TRÈS-HONORABLE MAITRE,

La chirurgie, cette belle science que, depuis un demi-siècle, vous enseignez et pratiquez avec tant de gloire, vient de combler les vœux de vos nombreux amis en vous délivrant d'une maladie cruelle. Sanctionnant par votre illustre suffrage l'une des plus grandes découvertes du génie chirurgical moderne, vous avez confié à la LITHOTRITIE *le soin de votre guérison. Plus heureuse encore que fière du succès dont elle a récompensé votre confiance, la Lithotritie doit s'applaudir éternellement d'avoir été choisie pour acquitter, en quelque sorte, les services multipliés que vous avez rendus à l'art divin dont elle fait partie, et par conséquent à l'humanité.*

Disciple de votre école célèbre, j'ai pratiqué moi-même avec quelque bonheur cette opération nouvelle, et je me propose d'exposer fidèlement ici les règles qui doivent présider à son exécution.

C'est pour moi une grande faveur, Monsieur, de pouvoir placer votre nom vénérable à la tête de mon ouvrage. Daignez agréer cette dédicace comme un faible témoignage de mon admiration pour vos talens, et de ma profonde reconnaissance pour l'amitié dont vous avez bien voulu m'honorer.

A. P. BANCAL.

AVANT-PROPOS.

Dès son origine, la Lithotritie, subissant le sort de la plupart des découvertes qui honorent le plus l'esprit humain, rencontra de nombreux et puissans antagonistes ; cette opération nouvelle fut même condamnée à une espèce de proscription par des hommes qui ne s'étaient pas donné la peine d'acquérir une connaissance exacte de la manière dont on la pratiquait, et, par conséquent, plus propres à être ses accusateurs que ses juges naturels. Selon quelques-uns, la direction curviligne du canal de l'urèthre ne permettait pas de penser qu'il fût possible d'arriver dans la vessie avec une sonde droite. Suivant quelques autres, il y avait impossibilité de saisir le calcul, sans produire des lésions organiques, qui devaient inévitablement amener les plus grands dangers.

Ceux-ci prétendaient qu'il était impossible de fixer assez solidement la pierre avec un instrument, pour qu'elle pût ensuite être réduite en poussière dans le réservoir urinaire. Ceux-là enfin, considérant cette belle production du génie chirurgical comme une véritable *utopie*, crurent pouvoir la reléguer dans le pays des chimères, et la vouèrent au plus profond dédain.

Heureusement l'expérience, cette autorité suprême à laquelle rien ne résiste dans les sciences physiques, est venue renverser l'empire des anciennes doctrines, et la Lithotritie, triomphant par ses succès des obstacles qu'on lui opposait, sera placée désormais au rang des plus glorieuses conquêtes de la chirurgie moderne et des opérations les plus utiles à l'humanité.

Il n'entre pas dans mon dessein de faire l'histoire de cette opération sur laquelle on a déjà beaucoup écrit, sans toutefois avoir toujours exposé la vérité. Les élémens de la Lithotritie existaient depuis long-temps dans la science comme des aperçus d'une grande vérité jetés dans le domaine de l'art ; mais ce n'est que de nos jours que, fécondant ces élémens informes, le génie des chirurgiens en a, pour ainsi dire, fait naître une opération méthodique. La véritable découverte de la Lithotritie est donc notre contemporaine.

Toujours est-il vrai qu'en France, et à peu près à la même époque, deux jeunes médecins pleins de mérite, MM. Civiale et Leroy (d'Étioles), se sont occupés de briser les calculs dans la vessie, et sont arrivés aux mêmes résultats, à peu près, par de semblables moyens.

J'ai l'honneur de connaître ces honorables confrères ; mes rapports avec eux m'ont été très-favorables : chacun, en son particulier, a eu la bonté de me communiquer le résultat de ses travaux sur cette matière. Mon instruction a cherché à profiter de leur bienveillance ; mais je mettrai le plus grand soin à ne pas descendre dans la question de la priorité de cette importante invention, question très-inflammable parmi les compétiteurs : j'observerai seulement qu'en 1827, l'Institut, Académie royale des Sciences, a décerné au docteur Civiale le prix de chirurgie Monthyon pour avoir, le premier, pratiqué la Lithotritie sur l'homme vivant; je respecte les décisions de ce corps savant, qui déjà a daigné m'honorer de ses suffrages (1).

Pendant mon dernier séjour à Paris, j'ai médité sérieusement sur les procédés des deux jeunes concurrens. Comme ils ont reçu la plus grande publicité, je ne m'arrêterai pas à faire leur parallèle et à signaler leurs mérites respectifs. Pour exercer dans ma pratique, j'ai donné la préférence au procédé de M. Civiale; il a offert à mon esprit plus de garantie, de perfectionnement et de simplicité : toutefois je suis loin d'infirmer les honorables travaux de M. Leroy, qui a déjà rendu de grands services (2).

(1) En 1823, j'ai lu à l'Institut, un Mémoire sur un nouvel instrument pour l'opération de la cataracte par extraction (Voyez à la fin de cet ouvrage le rapport que la Commission a fait sur ce travail).

(2) Voyez : Exposé des divers procédés employés jusqu'à ce jour pour guérir de la pierre sans avoir recours à l'opé-

Depuis que l'expérience a démontré que l'on pouvait, sans danger, guérir de la pierre par la pulvérisation, des chirurgiens laborieux ont tourné leurs vues vers ce sujet, et ont présenté à l'envi des modifications aux procédés déjà connus ; je me suis tenu au courant des différens travaux entrepris sur cette matière, et, à mon avis, aucun procédé préférable à celui de M. Civiale n'a encore été publié.

Ici, je n'obéis à aucune influence, je ne me laisse aller à aucun intérêt personnel, je n'écoute que la voix de la conscience d'un praticien philanthrope ; mon but est de guérir : pour y arriver, je me sers de tous les moyens que la science met à ma disposition et que l'expérience a sanctionnés, abstraction faite des affections particulières que m'inspirent les auteurs de découvertes nouvelles ; je laisse à chacun la gloire qu'il a ac-

ration de la taille ; par J. Leroy (d'Étioles), D. M.. Paris, 1825, in-8°, fig.

Depuis la publication de son ouvrage, M. Leroy a fait subir à ses procédés des modifications avantageuses qu'il a bien voulu me montrer.

quise, et, pour le bien de l'humanité, j'emploie dans ma pratique les moyens nouveaux, quand leurs inventeurs ont fait pénétrer dans mon esprit la conviction de leur supériorité. J'ai adopté le procédé Civiale pour broyer la pierre ; mais si, dès demain, il paraissait une nouvelle méthode qui lui fût supérieure, l'éclectisme chirurgical que je professe me porterait à l'accueillir avec le même empressement.

Le plus bel éloge que l'on puisse faire du procédé Civiale, c'est qu'il ait, de nos jours, mérité à son auteur l'honneur infini d'avoir débarrassé d'un calcul, et sans péril, un des hommes les plus célèbres de l'Europe, le Nestor de la chirurgie française, mon vénérable ami, M. le professeur Dubois (1).

L'attrait qu'a eu pour moi l'opération de la Li-

(1) Au mois d'octobre 1826, ayant eu un jour l'occasion de me trouver au lever de M. Dubois, cet illustre professeur me fit observer le sédiment que ses urines laissaient déposer au fond du vase, ce qui le rendait soucieux ; cherchant à le rassurer, je lui représentai les avantages de la Lithotritie qui m'avait attiré à Paris : à cette époque

thotritie m'a mis dans l'obligation de faire une étude spéciale de l'anatomie des voies urinaires et des maladies qui leur sont propres : c'est ce

M. Dubois n'accordait pas tout son assentiment à ce qu'on disait de l'innocuité de cette opération.

Lorsqu'au mois de janvier dernier j'appris que ce professeur avait acquis lui-même la certitude qu'il était atteint d'un calcul, je me hâtai de lui écrire pour lui parler de nouveau des avantages du brisement, et je lui citai les personnes que j'avais moi-même opérées avec succès. J'eus l'honneur de recevoir, courrier par courrier, la réponse suivante :

« Paris, le 19 janvier 1829.

« Je m'empresse de répondre à mon ami Bancal, pour « le remercier de son souvenir, de sa bonne amitié, et « de l'intérêt qu'il prend à ma santé.

« Dieu merci, je souffre peu ou point. Je prends du « repos, j'étudie ma position, et plus tard je prendrai « une détermination, je ne sais laquelle; mais, en tout « cas, je remercie beaucoup mon ami de la communication « qu'il m'a faite de ses succès; cela ne peut que m'enhardir « lorsque je souffrirai et que je prendrai une décision.

« En attendant, j'embrasse cordialement mon ami « Bancal, et de tout mon cœur.

« A. Dubois. »

Je répondis à cette lettre en ces termes :

« Mon très-respectable maître et honorable ami, que

que devra faire tout médecin qui voudra parvenir à exercer avec succès cette opération nouvelle. Des connaissances superficielles ne suffisent pas pour gouverner un instrument compliqué dans des parties aussi délicates et aussi profondément situées. Je suppose donc à mon lecteur

« votre lettre m'a fait de plaisir ! Votre nom, votre écri-
« ture, et l'expression de votre amitié ont porté dans mon
« âme inquiète le bonheur le plus doux !

« Vous souffrez peu ou point, Dieu soit loué ! Ne
« serait-ce pas le moment le plus opportun pour broyer
« ce calcul ? Je penche pour l'affirmative : moins on
« souffre de la pierre, moins le col de la vessie est ma-
« lade, et plus l'opération offre de chances de succès.
« C'est à dessein que je dis *le col de la vessie*, car c'est à
« ce point qu'il faut rapporter le défaut capital de la Li-
« thotritie. J'aurai l'honneur de vous le démontrer aussi
« mathématiquement que deux et deux font quatre ; mais
« ce défaut est d'autant moins à craindre, que le malade
« se fait opérer plus promptement.

« De tous les procédés inventés pour broyer la pierre,
« celui du docteur Civiale mérite la préférence. Par l'at-
« tachement extrême que j'ai pour vous, je vous supplie
« de tourner vos regards vers cette méthode ; c'est celle
« qui vous offrira le plus de garantie.........., etc. »

Je ne sais si j'aurai été assez heureux pour influencer en

une instruction suffisante pour suivre les différens temps du manuel opératoire.

Le traitement de toute maladie chirurgicale se compose de deux parties essentiellement distinctes : 1° de celle qui regarde les phénomènes anormaux résultant de l'affection organique d'un

quelque façon la détermination d'un maître que j'aime à l'égal d'un père ; ce qu'il y a d'important, c'est que, dans le mois d'avril dernier, M. Dubois a été opéré de la pierre par le docteur Civiale, et qu'il a été guéri. Voici la lettre que ce professeur a publiée dans les journaux.

« *Au Rédacteur.*

« Permettez-moi d'adresser, par la voie de votre journal,
« des remercîmens à mes confrères, pour l'intérêt qu'ils
« m'ont témoigné à l'occasion de ma maladie et de l'opé-
« ration qu'elle a exigée. Grâces aux soins de mon ami le
« docteur Civiale, je suis délivré de la pierre, et ma santé
« s'améliore de jour en jour. Je me félicite de pouvoir
« ajouter quelque chose aux suffrages qui ont accueilli la
« merveilleuse invention de la Lithotritie, qui remplace
« si heureusement l'une des opérations les plus dange-
« reuses de la chirurgie, et à laquelle M. Civiale a attaché
« son nom.

« Agréez, etc.

« A. Dubois. »

appareil, ou d'un organe spécial, des lésions des propriétés vitales de ces mêmes organes, etc. : c'est la partie médicale du traitement, ou celle qui puise ses moyens dans la matière médicale et la thérapeutique générale ; 2° de la partie mécanique du traitement, ou de l'application de la main seule, ou armée d'instrumens, ce qui constitue l'opération ou la chirurgie proprement dite. A cette dernière partie, c'est-à-dire, à la thérapeutique chirurgicale, appartient la Lithotritie, opération qui fait l'objet de mon travail, et que j'appellerai l'*art de broyer un calcul dans la vessie ;* j'expliquerai tous les détails de cette opération, dans l'exposition d'un cas que j'ai pris pour type.

Dans l'intérêt de la science, j'ai parlé loyalement de tous les malades atteints de la pierre, qui sont venus me consulter, quoique tous n'aient pas été jugés dans des cas favorables à l'application du broiement. J'ai tâché de signaler quelques inductions pratiques qui pourront éclairer ceux qui marcheront sur mes traces ; ce sont autant de jalons que je jette sur une route très-épineuse, et le plus souvent hérissée d'obstacles. Je suis loin d'imiter ces auteurs qui, écrivant pour servir leurs intérêts privés, taisent complaisamment les cas fâcheux qui pourraient jeter quelque défaveur sur les procédés qu'ils mettent en usage, ou porter atteinte à l'éclat de leur réputation. Un homme honnête, n'écoutant que la voix de sa conscience, ne craint pas de proclamer la vérité; il doit savoir supporter l'amertume d'une injuste critique, et ne pas se laisser séduire par l'appât d'éloges exagérés.

Un malade âgé de soixante ans, atteint de deux pierres, a réclamé mes soins : dans quatorze séances, sans qu'il ait couru le moindre danger, sans qu'il ait répandu une goutte de sang, je l'ai débarrassé de ses calculs, en présence d'un grand nombre de médecins; j'ai donc prouvé que je savais pratiquer cette opération. Mais vous avez rejeté, me dira-t-on, plus de malades que vous n'en avez guéri : cela prouve qu'il s'est rencontré dans ma pratique plus de cas défavorables que de ceux où la Lithotritie pouvait être employée avec succès. Aurais-je mis plus d'incurie dans une circonstance que dans une autre? Je puis assurer le contraire. J'ai la conviction intime que tout médecin est mû par l'amour de l'humanité et le désir de bien faire; il obéit premièrement à la loi de sa conscience, ce code est le plus sévère; il lui importe ensuite de ménager sa réputation, souvent enviée et attaquée par la médiocrité. Il tient beaucoup aux éloges qu'il reçoit de toutes parts quand il réussit dans des cas difficiles, et on ne trouve aucun cœur insensible à une si douce et si vive satisfaction. Si donc, un médecin ne réussit pas dans tous les cas où il entreprend une opération majeure, lorsque déjà il a en sa faveur des antécédens honorables, il faut s'en prendre moins à son talent qu'à la gravité des circonstances, gravité que lui seul peut justement apprécier.

Si, toute proportion gardée, j'ai à présenter moins de guérisons que M. le docteur Civiale, on doit l'attribuer, premièrement à ce que les concrétions calculeuses sont peu communes à Bordeaux et dans ses environs; en second lieu, à ce que je n'ai eu à opérer que des malades appartenant à mes localités, atteints, pour la plupart, de calculs fort anciens, qui avaient, sur beaucoup de ces individus, produit des lésions organiques graves; enfin, à l'empressement qu'ont mis certaines personnes à intimider bien des sujets attaqués de la pierre, en leur présentant, comme accompagnée de dangers imminens, une opération innocente, qu'eux-mêmes ne connaissaient pas.

Le docteur Civiale, au contraire, a été consulté par un grand nombre de malades de tous les pays, attirés dans la capitale par le bruit de sa brillante découverte. Au milieu de la quantité, cet opérateur a pu choisir les cas les plus favorables et laisser de côté tous les autres; il devait même en agir ainsi, afin d'accréditer l'opération nouvelle, de s'élever au dessus de certaines oppositions imposantes, de s'affermir contre des amours-propres blessés, et de convaincre, par l'évidence des faits, quelques esprits méticuleux et rétifs; ajoutons que les calculeux, qui peuvent voyager, sont encore toujours les moins malades.

La position sociale des individus est encore à noter, dans l'exercice de la pratique civile. Celui qui, à la faveur de la fortune, consent à se déplacer pour aller chercher ailleurs le soulagement, ou la guérison de ses maux, attendra plus patiemment le terme de sa cure. Hé! quelle faculté le médecin n'a-t-il pas dans l'administration des soins accessoires? Celui-là encore aura reçu les bienfaits de l'éducation, il appréciera plus justement la valeur des motifs qui forcent souvent à temporiser, et à éloigner les tentatives de l'opération. L'indigent, au contraire, n'écoute que sa douleur et en sollicite ardemment la délivrance. Si la prudence, si des complications fâcheuses exigent un grand sacrifice de temps, bientôt il se désespère, parce que souffrir n'empêche pas de penser à vivre. La raison se tait, alors que la douleur et la misère attaquent simultanément une âme, quelque stoïque qu'elle soit d'ailleurs.

Dans les rapports fréquens que j'ai eus à Paris avec le docteur Civiale, ce médecin m'entretint de l'ouvrage qu'il avait le projet de publier sur la lithotritie, mais qu'il croyait ne pouvoir livrer à l'impression que dans quinze ou dix-huit mois, eu égard à ses grandes occupations pratiques. Je lui représentai combien il importait que son travail vît le jour le plus promptement possible ; je lui exposai des motifs qui parurent le convaincre. Trois mois après le public médical fut en possession de son *Traité de la Lithotritie*, ou *broiement de la pierre dans la vessie*. En lisant cet ouvrage, que je reçus au sortir de la presse, je remarquai avec peine que l'exposition du mode opératoire n'avait pas reçu assez de développemens pour l'intelligence des jeunes médecins, qui voudront s'adonner à la pratique de cette opération.

Pour l'instruction d'un ami et de quelques élèves, qui m'aident habituellement dans mes opérations, je confiai au papier les règles de ce procédé, tel qu'on me l'avait vu pratiquer. Quelques médecins instruits et bienveillans me demandèrent à prendre connaissance de cet aperçu et m'encouragèrent de leurs éloges.

Au mois d'octobre 1828, mes amis, MM. Lordat, professeur et doyen de la faculté de médecine de Montpellier et Kunnholtz, sous bibliothécaire et agrégé de la même faculté, se rendirent à Bordeaux pour présider le jury médical du département de la Gironde.

M. Lordat, savant du premier ordre, après avoir lu mon ouvrage avec attention, eut la bonté de me dire que je rendrais service à la science, si je le livrais à l'impression ; qu'une explication étendue, raisonnée, établie sur les bases où je l'avais prise, n'avait pas encore été donnée sur cette opération nouvelle; que, cependant, au milieu des éloges qu'elle recevait journellement, tout le monde serait désireux de pouvoir l'apprendre et la pratiquer. Mon ami Kunnholtz pensait comme notre illustre maître. Le suffrage du doyen de la faculté de Montpellier me flatta assurément beaucoup ; mais, quand il lui plut de me dire qu'il croyait que mon Mémoire pourrait être utile au public, je me vis astreint à une obligation bien douce, bien honorable pour moi, si l'amitié ne s'est point abusée sur le mérite de mon écrit.

La Lithotritie, comme toutes les opérations du domaine de la chirurgie, doit arriver dans les mains de tout le monde ; il convient qu'elle soit popularisée parmi les hommes de l'art ; il importe à la société que chaque pays ait ses opérateurs au milieu de ses dieux pénates ; car tous les malades atteints de la pierre, tantôt sous le rapport de la fortune, tantôt eu égard à leur état pathologique, d'autres fois enfin par d'autres raisons non moins impérieuses, ne se trouvent pas en position d'entreprendre de longs voyages, toujours onéreux et souvent susceptibles d'amener de grands dangers. Ce serait se tromper et faire une sorte d'injure à l'esprit humain que de penser que ce qu'un opérateur fait dans un lieu, un autre ne saurait le faire ailleurs, quand surtout les moyens sont mécaniques et parfaitement connus. L'habileté est de tous les pays.

Des hommes doués d'une organisation heureuse et pour ainsi dire privilégiés, s'élèvent-ils à la gloire de découvertes utiles à l'humanité, soutenons leurs nobles efforts par notre admiration, et rendons un sincère hommage à leur génie ; mais aussi il est de la plus haute importance que leurs productions ingénieuses soient répandues, ou bien leur égoïsme ternit l'éclat de leur gloire. Si le génie d'innovation est comme l'apanage exclusif de quelques hommes supérieurs, le talent d'imitation n'est-il pas, au contraire, le partage de tous? Dans l'exercice des spécialités individuelles, il y a quelques bénéfices de plus, il est vrai, mais combien de mérite de moins! Je plains les âmes mercenaires qui balancent entre ces deux genres de considérations. Pour mon compte, je me fais un devoir d'émettre mon opinion par la publication de cet écrit, bien que je n'aie d'autre titre à présenter que celui de simple émule.

Après avoir reçu des encouragemens du professeur de Montpellier, je lui demandai s'il convenait de laisser à cet ouvrage sa forme épistolaire primitive; le savant M. Lordat me répondit : Employez la forme de lettres, le monologue, le dialogisme, etc., peu importe. Instruisez-moi, voilà ce que j'exige. Or, cette composition ayant été conçue dans un entretien familier, pourquoi ne conserverait-elle pas sa forme première, puisque, dans la communication des idées, tous les moyens sont également bons, s'ils sont logiques?

Pour rendre la démonstration du procédé opératoire plus claire et plus précise, j'ai annexé à mon ouvrage des planches qui serviront aux explications mathématiques que je lui appliquerai. Je ferai aussi connaître quelques modifications que j'ai introduites dans l'appareil instrumental.

Vers la fin du mois de novembre 1828, je devais me rendre à Paris peur faire imprimer mon ouvrage; depuis cette époque je n'ai pu me dérober aux occupations multipliées de la pratique : tout le monde sait qu'un médecin occupé ne quitte pas son poste quand il le désire.

Dans un moment où tous les regards sont tournés vers la lithotritie, il est possible qu'il ait été publié sur ce sujet, soit dans les journaux, soit ailleurs, des mémoires dont je n'aurais aucune connaissance, et qui contiendraient des idées analogues à celles que je professe. C'est ce qui arrive souvent aux auteurs qui s'occupent de la même question (1). Je fais cette déclara-

(1) Le fait suivant vient justifier mon assertion : M. le docteur Rigal, de Gaillac, passant à Bordeaux, au mois de

tion afin qu'on ne m'accuse pas de plagiat; d'ailleurs je serais très-heureux d'avoir exposé des opinions conformes à celles d'autres auteurs, si ces opinions sont utiles : si leurs écrits ont paru depuis un an, on ne pourra m'accuser de leur avoir emprunté quelque chose sans les citer, car un homme honoré de la plus haute estime publique, M. Lordat, et plusieurs médecins recommandables de Bordeaux, peuvent attester qu'ils ont lu mes lettres sur la Lithotritie depuis plus d'un an.

Je terminerai cette introduction en faisant remarquer à mes jeunes confrères que, dans le cas où ils auraient à traiter un calcul vésical, il faudrait commencer par essayer avec prudence la Lithotritie, le cas serait-il même douteux, et entouré

juin dernier, se rendant à Paris, me fit l'honneur de me visiter, dans l'intention de m'entretenir de la Lithotritie, sur laquelle il avait le projet de présenter de nouvelles considérations; c'était la première fois que j'avais l'avantage de voir ce jeune médecin distingué : la confiance qu'il mit à me communiquer son travail lui mérita la connaissance de celui que je publie aujourd'hui. Sur certains points de nos écrits, il y a eu non-seulement identité d'idées, mais encore identité d'expressions.

de phénomènes pathologiques qui sembleraient contre-indiquer l'application de ce procédé toujours innocent. L'expérience a démontré que des vessies malades s'améliorent sous l'influence des tentatives du brisement de la pierre; c'est ce qui résulte de la pratique du docteur Civiale lui-même (1).

Avant de risquer la vie d'un individu par l'opération de la taille, dont le résultat ne peut être garanti, même par les opérateurs les plus habiles et les plus instruits, il faut avoir tenté tous les moyens que l'état actuel de la science met à notre disposition. Il y a barbarie et cruauté à faire, de gaîté de cœur, subir à un homme une des opérations les plus cruelles et les plus périlleuses, soit par esprit d'opposition, soit par une coupable indifférence pour les progrès de l'art.

(1) Voyez : *Journal Hebdomadaire de médecine*, mars 1829, N°. 26.

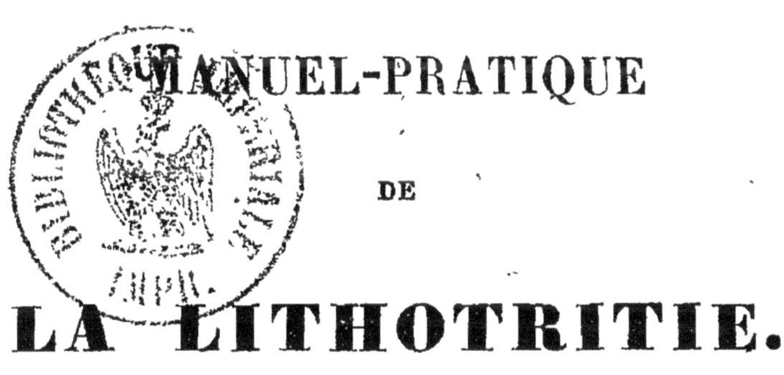

MANUEL-PRATIQUE
DE
LA LITHOTRITIE.

PREMIÈRE LETTRE.

Bordeaux, 1828.

CHER AMI ET CONFRÈRE,

Vous m'avez plusieurs fois prié de vous entretenir de la Lithotritie, ou broiement de la pierre dans la vessie; je cède à vos désirs, et vais vous rapporter quelques observations dans lesquelles j'ai eu l'occasion d'appliquer, avec succès, cette nouvelle méthode. Il me sera agréable d'apprendre que ces faits, venant à l'appui de ceux que le docteur Civiale nous a fait connoître, aient servi à porter dans votre esprit une entière conviction concernant l'efficacité de cette découverte moderne.

Dans le principe, comme vous j'ai douté des avantages de cette merveilleuse conquête chirurgicale. Lorsque j'appris par les journaux la possibilité de pulvériser une pierre dans la vessie de l'homme, par les voies naturelles, je regardai cette nouvelle comme fabuleuse ; mais plus tard mes yeux se dessillèrent. Du moment que des hommes illustres tels que Percy et Chaussier accordèrent leurs suffrages à cette admirable invention, après en avoir été les témoins oculaires (1), mon esprit se sentit enflammé du désir de la connoître, autant dans le but de satisfaire mon zèle pour notre belle profession, que pour réunir en moi un moyen thérapeutique de plus. Je m'abandonnai au charme de cette émulation, et m'occupai sérieusement des préparatifs d'un voyage qui devait me montrer le docteur Civiale au milieu de ses opérations, convaincu d'avance que je saurais l'imiter dans ses procédés.

A cette époque (septembre 1826), deux malades de Bordeaux, atteints de la pierre, se dispo-

(1) Voyez le rapport fait à l'Académie royale des Sciences, par MM. le chevalier Chaussier et le baron Percy, sur le nouveau moyen du docteur Civiale, pour détruire la pierre dans la vessie, sans l'opération de la taille. (22 mars 1824.)

saient à se rendre auprès de lui pour se faire traiter par ce nouveau moyen. Je les suivis pour profiter de l'occasion favorable de me mettre en rapport avec M. Civiale; mon attente ne fut point trompée. M. B..., agé de 68 ans, fut guéri de son calcul, en deux séances, et en ma présence. Le second malade, M. Michel, agé de 40 ans, atteint de deux pierres, en fut délivré en quatre séances auxquelles j'ai constamment assisté. Dans les deux cas il ne survint aucun accident; deux mois après, ces deux malades revinrent bien portans au sein de leurs familles.

Je me plais à saisir cette occasion d'exprimer publiquement les sentimens de reconnaissance que je dois à M. Civiale, à ce confrère distingué, dont le nom sera désormais glorieusement inscrit dans les annales de la chirurgie française; la bonté qu'il a eue, et les soins multiplés avec lesquels il a bien voulu me communiquer ses connaissances sur cette belle opération, ne s'effaceront pas de ma mémoire. Je ne dois pas moins de gratitude à nos estimables confrères, MM. Amussat (1) et Leroy (d'Etiolles), dont les travaux se trouvent aussi très-honorablement

(1) M. le docteur Amussat a publié, dans les Archives générales de médecine, en 1824, un Mémoire sur la structure et la direction du canal de l'urèthre; les connaissances qu'il y expose

cités dans l'histoire de la Lithotritie. Le zèle qu'ils ont mis à m'expliquer leurs recherches sur cette découverte moderne, fait autant l'éloge de leurs cœurs qu'il prouve leur amour pour la science.

De retour au sein de mes concitoyens, j'ai eu le bonheur de mettre à profit ma nouvelle instruction, et d'être utile à quelques personnes ; je me laisse aller a la douce espérance de pouvoir le devenir à un plus grand nombre.

Le premier, j'ai pratiqué la Lithotritie à Bordeaux ; je crois même être encore le seul en province qui ai employé le procédé spécial du docteur Civiale, et qui en ait obtenu des guérisons (1). Certes, il y a une grande gloire à inventer, c'est la plus belle ; mais il en est une à bien imiter, c'est celle que j'ai ambitionnée.

Je regarde aujourd'hui comme un devoir de vous faire connaître les résultats de ma pratique, afin de fortifier l'opinion favorable que l'on doit

sur l'introduction de la sonde droite, sont essentielles pour pratiquer la Lithotritie.

Bien que ce médecin n'ait pas mis au jour ses essais sur le broiement de la pierre, il eut la bonté de me les faire connaître avec détail et je me plais aujourd'hui à lui en témoigner publiquement ma reconnaissance.

(1) Les Journaux de médecine, que je sache, n'ont pas encore parlé d'opérations de Lithotritie pratiquée avec succès dans les provinces.

se former de cette belle opération, et d'agrandir les espérances que l'art doit en attendre; c'est un trait de lumière saisi par le génie de l'homme, qui doit singulièrement modifier le traitement d'une maladie affreuse, dont l'existence n'a jamais manqué de jeter l'épouvante, le découragement, et souvent le désespoir dans l'esprit des malheureux qui en étaient atteints. Il importe que chaque praticien, qui réunit à un esprit impartial, l'amour de sa profession, l'accrédite par la publicité de ses observations. La logique des faits est péremptoire; elle soumet l'obstination et l'incrédulité, quelque fortes, éloquentes, et impérieuses qu'elles puissent être.

Lorsqu'en pathologie interne on établit un système, quelque brillant qu'il soit, on bâtit le plus souvent sur le terrain mobile des hypothèses, et sur le vague des conjectures. Les esprits subtils en dévoilent bientôt le côté faible pour le battre en brêche; ils l'attaquent avec les armes d'une logique plus ou moins entraînante et le renversent souvent jusque dans ses fondemens. Telle a été l'histoire de la plupart des systèmes en médecine, depuis Hippocrate jusque à nos jours, toutes les fois que l'on s'est éloigné de l'autorité de l'observation et de l'expérience. Mais en médecine opératoire, où l'on procède aujourd'hui comme dans les sciences exactes, c'est tout différent : le génie crée, combine, et façonne un moyen d'après les formes physico-organiques d'un viscère qui réclame les secours de l'art pour se débarraser d'un corps dont la présence intervertit l'ordre normal de ses fonctions ; le moyen est mis en usage avec innocuité, et le malade est guéri. Voilà un fait, et rien n'est plus positif qu'un fait ; quelque spécieux que soient les argumens qu'on lui oppose, il reste toujours dans toute sa force.

Bien que je sois l'apologiste de la Lithotritie, toutefois gardez-vous de penser que j'aie la faiblesse de me laisser égarer dans mes opinions, et que je ne sache pas conserver un juste milieu entre l'enthousiasme qui exagère, et le dédain qui repousse. Vous pressentez déjà ma réponse à la question que vous m'avez faite, si cette nouvelle méthode permettait d'espérer de réussir toutes les fois qu'un ou plusieurs calculs séjourneraient dans la vessie ; je vous répondrai négativement : mais parce qu'une opération ne peut triompher de toutes les complications qui accompagnent la maladie, pour laquelle elle est invoquée, est-elle pour cela destituée de tout son mérite ? Les opérations de la cataracte, de l'anévrisme, du cancer, de la hernie, de la lithotomie, l'amputation des membres, etc., etc., comptent-elles toujours des succès dans toutes les circonstances où elles sont indiquées et pratiquées, même avec le plus de talent?

Faisons toujours la part de l'état fâcheux où se trouvent souvent les malades quand ils viennent nous consulter : l'ancienneté de leurs affections, les lésions organiques profondes et diverses d'un où de plusieurs systèmes d'organes, l'altération des forces vitales, l'influence d'un âge avancé, etc., sont autant de complications graves, qui rendent les traitemens difficiles et quelquefois inutiles. Sachons donc être justes à l'égard de la Lithotritie; l'humanité lui doit déjà des autels (1).

N'est-il pas bien satisfaisant de pouvoir offrir aujourd'hui aux malheureux récemment atteints de la pierre, un moyen de guérison simple, sûr, point dangereux, en place d'une opération épouvantable par son appareil, horrible par ses souffrances, dont les chances et les périls ne peuvent

(1) En 1826, le docteur Civiale avait déjà guéri, par ce nouveau procédé, quarante-deux malades atteints de la pierre (*Voyez* le Tableau synoptique qui est annexé à son ouvrage.)

En 1827 et 1828, ce médecin a lu à l'Institut, dans sa séance du 11 février 1828, un Mémoire dans lequel il annonce que, sur soixante-quatre malades qui s'étaient adressés à lui, vingt-cinq avaient été guéris, quinze étaient encore en traitement, et les vingt-quatre autres ne s'étaient point trouvés dans les conditions favorables pour l'opération de la Lithotritie. (Voyez, *Revue médicale*, nº de mars 1828.)

être prévus même par les plus habiles opérateurs ? Le nombre des bienfaits de la Lithotritie augmentera graduellement, à mesure que ce procédé sera plus généralement pratiqué, et que les maladies seront traitées dès le moment où les signes pathognomoniques attesteront la présence du corps étranger dans la vessie.

Dans le rapport fait à l'Institut (1), par Percy et Chaussier, sur les avantages de cette découverte moderne, ces savans n'ont pas manqué de parler des cas exceptionnels. Le docteur Civiale a été conduit par l'expérience à classer les malades atteints de la pierre dans trois séries :

« Dans la première série, dit cet auteur (2), je « n'ai présenté que les malades placés dans les « conditions les plus favorables.

« J'ai rangé dans la seconde ceux dont la ma- « ladie était plus avancée et offrait des compli- « cations qui rendaient l'opération plus difficile.

« Enfin dans la troisième j'ai rapporté les cas « dans lesquels l'application de la Lithotritie est « impossible. »

Dans ma pratique j'ai rencontré, de même que ce médecin, des cas appartenant aux trois séries.

(1) Rapport déjà cité.

(2) *De la Lithotritie* ou *Broiement de la pierre dans la vessie*; par le docteur Civiale. Paris, 1827, page 76.

Parmi le nombre j'en choisirai un de la première classe, qui me servira de type dans l'exposition que j'ai le dessein de vous faire des différens temps de la *manuduction* du procédé opératoire, afin de vous mettre à même de le pratiquer à votre tour. Je n'aime point les monopoles, ma conscience les condamne ; l'intérêt personnel nuit ici à l'intérêt général, et à la propagation de la science.

C'est dans ces sentimens que je vous embrasse, adieu.

DEUXIÈME LETTRE.

Bordeaux, 1828.

Motifs de ces Lettres.

Il va vous paraître sans doute étrange, mon ami, que j'entreprenne de décrire le manuel de la Lithotritie, après l'ouvrage que le docteur Civiale a publié sur cette matière. Votre surprise cessera dès que vous aurez lu le livre de ce médecin, qui, du reste, est riche de faits ; comme beaucoup de personnes, vous jugerez que la description du procédé opératoire y est trop succincte ; peu de médecins, à moins qu'ils ne l'aient vue pratiquer, pourront parvenir à exécuter cette opération, s'ils n'ont pas d'autres guides. A la publication du Traité de la Lithotritie, on attendait de son auteur une exposition de cette opération assez étendue et précise, pour que tout le monde eût pu apprendre à la pratiquer : certes, personne n'était à même de mieux décrire cette nouvelle méthode de guérir de la pierre, que celui qui la pratique si habilement. Je respecte les raisons qui ont rendu ce médecin si concis sur ce qui importait le plus aux praticiens; mais il n'en reste pas moins vrai que le docteur Civiale a laissé dans son ouvrage une lacune qui offre à ses émules l'occasion de glaner dans un champ où il a recueilli une abondante moisson de gloire.

Loin de moi l'idée d'attaquer le mérite, ni de blesser l'amour-propre d'un confrère dont le nom a retenti dans toute l'Europe savante, et pour qui je conserve la plus vive reconnaissance. On ne cesse pas d'estimer un écrivain parce qu'on signale trop de concision dans ses écrits; les convenances ne peuvent être violées par l'exercice d'un droit aussi naturel, surtout quand on n'exerce ce droit que dans l'intérêt de la science et de l'humanité. Afin de justifier le jugement que j'ai émis à cet égard, j'extrais à dessein ce que M. Civiale a écrit sur l'opération.

Opération (1). « Quoique l'on se soit assuré « auparavant de la présence du calcul, et que l'on « ait obtenu des données approximatives sur son « volume, il faut faire une seconde exploration « avec mon instrument, afin de s'assurer de la

(1) Ouvrage cité, page 70.

« grosseur de la pierre. Cette exploration devient « le commencement de l'opération, lorsque la « pierre peut être saisie par l'instrument dont on « avait fait choix, d'après les données que l'on « avait déjà. Le malade étant sur son lit, on met « plusieurs draps ployés, ou un coussin, sous le « sacrum, afin de l'élever et de placer la pierre « vers la partie postérieure de la vessie. On in- « troduit une sonde ordinaire, et, au moyen « d'une seringue, on injecte, soit une quantité « d'eau tiède, soit une décoction émolliente ou « mucilagineuse, proportionnée à la capacité de « ce viscère : il faut s'arrêter aussitôt que le ma- « lade manifeste le besoin d'uriner, et, immédia- « tement après, l'instrument est introduit, d'a- « près le procédé que j'ai décrit (1).

« Ordinairement on sent la pierre ; dans le cas « contraire, on fait développer les branches du

(1) « Le chirurgien se place au côté droit du malade ou entre « ses jambes ; il abaisse la verge par une légère traction, pour « la rendre parallèle avec les cuisses, qui doivent être légèrement « fléchies. L'instrument, tenu de la main droite, est introduit ; « il pénètre avec facilité jusqu'à la symphyse des os pubis : « on sent alors, par le contact de la sonde avec cette partie « solide, qu'elle est parvenue jusqu'au bulbe ; on abaisse davan- « tage la verge, et l'on dirige un peu plus haut le bec de l'in- « strument, qui traverse sans peine la partie membraneuse, et « arrive jusqu'à la prostate. » (Civiale, *Lithotritie,* chap. v, *du Cathétérisme au moyen de sondes droites*, page 54.)

« litholabe, en tirant à soi la canule extérieure,
« et l'on procède à la recherche du corps étran-
« ger. Aussitôt qu'on l'a senti, on essaie de le
« saisir et de le fixer. Si son volume n'est pas
« en rapport avec l'étendue des branches de la
« pince, il s'échappera; mais on s'assurera, au
« moyen de l'échelle graduée qui se trouve à
« l'autre extrémité de l'instrument, du degré
« d'écartement des branches, et approximati-
« vement, du volume de la pierre : on est alors
« à même de choisir un instrument plus con-
« venable.

« Cette exploration présente quelquefois des
« difficultés qui proviennent de la position de la
« pierre et de ses formes différentes. Lorsque le
« calcul est placé près du col de la vessie, la
« pince s'ouvre derrière lui; il y a alors impossi-
« bilité de le saisir si son volume est considé-
« rable. Il faut fermer la pince, la retirer jus-
« qu'au col de la vessie, donner un plus grand
« degré d'élévation au sacrum, et, en réintrodui-
« sant la pince, on tâche de pousser la pierre jus-
« qu'à la partie postérieure de la vessie ; alors on
« fait ouvrir la pince sur elle, et on la saisit. On
« réussit toutes les fois que son volume n'excède
« pas celui d'un œuf de poule, et que la vessie a
« assez de capacité pour permettre le dévelop-
« pement des pinces.

« Dès que la pierre est embrassée par les trois « branches, on la fixe en faisant glisser la gaîne « sur la pince. La vis de pression rend ces deux « pièces immobiles.

« Avant de placer le tour, on s'assure de la pos-« sibilité de faire pivoter le lithotriteur sur le « calcul, afin d'éviter les secousses qui pourraient « résulter des premiers mouvemens de l'archet, « si l'on employait la force. En commençant la « perforation, il faut opérer lentement : si la « pierre est friable, le lithotriteur pénètre avec « facilité ; son action est accompagnée d'un bruit « sourd. Lorsque la pierre est dure, le son est « plus aigu ; le lithotriteur fait peu de progrès ; « on est dans la nécessité d'avoir recours au res-« sort en spirale placé à la partie supérieure de « la poupée. »

Vous voyez, mon ami, que sans injustice, et sans déployer à son égard un esprit de critique qui, de ma part, serait une ingratitude dont je suis incapable, on peut faire observer au docteur Civiale que son explication du cathétérisme rectiligne n'a pas été exposée avec assez de développement pour l'intelligence des jeunes médecins qui voudront entreprendre cette opération. Il me semble cependant que ce mode d'arriver dans la vessie est une opération assez majeure pour mériter une description plus détaillée, surtout quand cette pratique n'est point devenue familière à un grand nombre de chirurgiens, et qu'elle n'a point été popularisée.

Ordinairement on sent la pierre, dit le docteur Civiale ; *dans le cas contraire on fait développer, les branches du litholabe, en tirant à soi la canule extérieure, et l'on procède à la recherche du corps étranger : aussitôt qu'on l'a senti, on essaie de le saisir et de le fixer.* Les réflexions se présentent en foule à l'esprit en lisant ce passage. Pourquoi n'avoir pas dit avec plus de clarté comment on fait développer les branches de l'instrument, et comment on les dispose dans la vessie? Pour saisir le corps étranger, il faut procéder avec méthode. En quoi consiste cette méthode? Il ne suffit pas d'*essayer de saisir* et de *fixer le corps étranger ;* on est entré dans la vessie expressément pour le saisir et le fixer. Comment le saisit-on et le fixe-t-on? Je regrette que ce temps, le plus difficile du manuel de l'opération, n'ait pas obtenu de notre auteur, dans l'intérêt de la science, une explication plus méthodique et plus propre à guider les premiers pas de ses imitateurs.

J'essayerai donc de traiter plus longuement cet article, en vous rapportant ce que l'expérience m'a déjà suggéré, afin de concourir à votre instruction. Si mes efforts vous rendent capable de répandre dans la société les bienfaits de cette découverte moderne, je serai heureux du bien que vous ferez. Adieu.

TROISIÈME LETTRE.

Bordeaux, 1828.

Nécessité d'appliquer d'abord la Lithotritie dans un cas favorable. — Description de l'appareil lithontripteur.

Pour détruire un corps étranger formé dans la vessie, la lithotritie, mettant en usage des moyens mécaniques, doit naturellement diriger ses actions d'après les lois de la physique. Dans les sciences exactes, il faut procéder du simple au composé; en conséquence de cette méthode philosophique, il importe, dans l'étude de la *manuduction* de ce nouveau procédé, de vous décrire son application faite d'abord dans un cas favorable, afin qu'au moyen de ces premiers documens vous parveniez à triompher plus aisément des complications que la diversité des cas pourra vous présenter.

Il est premièrement essentiel que vous ayez une connaissance exacte de l'instrument lithontripteur, afin que vous retiriez plus de profit de l'exposition de la pratique de la lithotritie ; son auteur en a donné une très-bonne description. Pour remplir mon dessein, je ne saurais mieux faire que de la lui emprunter. Cet appareil consiste, dit le docteur Civiale (1) :

« 1°. En canules extérieures qui servent de « gaine, A, B, fig. 1re, pl. 1re. (Je ne vous pré- « senterai qu'un modèle de chacune des parties « que décrit cet auteur.) Ce sont des cylindres « métalliques de onze pouces de longueur, et « d'un diamètre qui varie depuis deux lignes jus- « qu'à quatre ; ces canules peuvent être en ar- « gent, en or, en platine, en acier ou en cuivre : « l'argent m'a paru préférable. A l'une des ex- « trémités A, je fais souder un petit cercle en « or qui offre plus de résistance ; à l'autre ex- « trémité B se trouvent un renflement à lan- « guettes latérales *b*, qui est reçu dans un touret ; « une vis de pression C, et une espèce de ron- « delle servant de poignée, D, B, E ; à cette « extrémité est aussi fixée, au moyen d'un pas « de vis, une boîte à cuir F, pour empêcher le « liquide de couler pendant l'opération.

« 2°. En canules intérieures, H, G, fig. 2, *li- « tholabes,* ou pinces destinées à saisir la pierre

(1) Ouvrage cité, page 60.

« dans la vessie; à la fixer pendant le broiement, « et à l'extraire lorsque son volume le permet, « ou lorsqu'elle est réduite en fragmens. C'est « un cylindre en acier plus long que le précé- « dent, dans lequel on doit l'introduire; il est « divisé à l'une de ses extrémités H, en deux, « trois ou quatre branches aplaties, élastiques, « et terminées de différentes manières, suivant « l'usage auquel on les destine. . . . .

. . . .

. . . .

. . . .

. . . .

« Les pinces à trois branches sont celles dont « je me sers dans le plus grand nombre de cas, « pour saisir, pour fixer, et même pour extraire « les fragmens; leur extrémité est recourbée en « dedans; et, lorsque la pince est fermée, la « partie recourbée de chaque branche che- « vauche.

« L'expérience m'a prouvé que ces instrumens « étaient d'autant plus utiles qu'ils étaient plus « simples et plus solides.

« L'extrémité opposée G, fig. 2, de la canule « intérieure, est creusée en pas de vis, et est « reçue dans une rondelle Y, qui sert de poi- « gnée. A cette rondelle se trouve adaptée une « boîte à cuir I, qui a les mêmes usages que celle

« de la canule extérieure, c'est-à-dire, d'empê-
« cher l'écoulement du liquide pendant l'opé-
« ration.

« Cette extrémité présente aussi une échelle
« graduée *e*, *h*, qui fait connaître le degré d'écar-
« tement des branches.

« 3°. La partie de l'appareil qui sert à broyer
« la pierre est ce que j'ai appelée *foret*, ou plu-
« tôt *lithotriteur*, M, N, fig. 4. C'est une tige
« en acier plus longue de six lignes que le litho-
« labe, et qui présente une tête N, armée de
« dents. Sur la surface de cette tête sont prati-
« quées des entailles pour recevoir les branches
« de la pince lorsqu'elles sont rapprochées. J'ai
« déjà indiqué les changemens nombreux que
« j'ai fait successivement à cette partie de mon
« appareil instrumental. L'autre extrémité du
« lithotriteur se termine en pointe et présente
« une échelle graduée qui fait connaître d'une
« manière rigoureuse l'épaisseur de la portion
« saisie de la pierre.

« Ces lithotriteurs simples ont les avantages
« suivans : d'être très-solides ; d'attaquer, au
« moyen de la tête et de la courbure, la pierre
« par une large surface ; d'augmenter l'écarte-
« ment des branches de la pince, lorsque la
« grosseur de la pierre l'exige ; de pouvoir écra-
« ser le calcul lorsqu'il est petit, ou ses frag-

« mens lorsqu'il est divisé, sans avoir recours « au broiement, afin de pousser la pierre lors- « qu'on veut retirer l'instrument. »

Le foret N, M, fig. 3, est reçu dans la pince H, G, fig. 2, qui est enfermée dans la gaîne, ou canule externe A, B, fig. 1re; sur la partie postérieure et externe du foret, on monte une poulie brisée ; ainsi ajustées, ces pièces forment l'instrument lithontripteur O, P, fig. 4, tel qu'il doit être au moment de l'introduire dans la vessie.

« 4°. Une poulie brisée A, fig. 1, pl. 3, est « fixée sur l'extrémité graduée du lithotriteur; « elle sert à borner son introduction dans la ca- « nule au point voulu, et à lui imprimer le « mouvement nécessaire, au moyen d'un archet, « fig. 2, et d'une corde à boyau. Cette poulie « sert encore de point d'appui lorsqu'on veut « écraser un petit calcul ou un de ses fragmens « entre la tête du lithotriteur et l'extrémité re- « courbée de la pince.

« 5°. Un tour B, B, B, fig. 1re, analogue à « ceux qu'emploient les horlogers, sert à fixer « l'appareil pour le broiement de la pierre. « L'une de ces extrémités C présente une es- « pèce de lunette à rainure pour recevoir un « instrument, l'autre se termine par une tige « carrée qui glisse dans la poupée D, que l'on

« fixe au moyen d'une vis de pression E, placée « au-dessous ou sur l'un des côtés de la poupée.

« A l'extrémité supérieure F, de la poupée « qui porte le pivot H, est fixé un cylindre I, « renfermant un ressort qui pousse le pivot sur « le lithotriteur, et conséquemment celui-ci sur « la pierre à mesure que l'archet le fait tourner.

« L'action du ressort en spirale est gouvernée « par une vis de pression N, qui agit sur le « pivot. »

Le ressort en spirale M, fig. 3, est reçu dans le cylindre O, fig. 4; celui-ci est monté à pas de vis sur la poupée au point F, le pivot P, fig. 5, est placé dans l'ouverture cylindrique H, F, de la poupée fig. 1re, refoule le ressort et se trouve assujetti par la vis de pression N.

Dans ma prochaine lettre, je vous exposerai quelques idées sur le mécanisme de l'appareil qui sert au broiement de la pierre, lequel, comme vous venez de le voir, se compose d'un nombre de pièces qu'il sera utile d'examiner chacune en particulier. De la combinaison de leurs rapports et de leurs actions résulte le moyen de pulvériser un corps étranger dans la vessie, moyen sur lequel j'appellerai toute votre attention.

Adieu.

QUATRIÈME LETTRE.

Bordeaux, 1828.

Quelques modifications faites dans la confection de l'appareil lithontripteur. — Considérations sur cet appareil.

L'espèce de rondelle qui sert de poignée à la canule de M. Civiale est solide, plate sur ses deux surfaces, comme un écu de trois francs; celle que j'ai fait mettre à ma canule, pour remplir le même objet, a une forme sphéroïdale d'un côté D, B, D, fig. 1re, pl. 1, et est creusée dans l'intérieur. Cette modification rapporte au tact la plus légère collision de l'instrument sur un corps étranger dans l'intérieur de la vessie, d'après les lois de l'acoustique.

Cette même canule extérieure n'a point été graduée par M. Civiale. Dès mes premiers essais dans la pratique de la Lithotritie, je me suis convaincu de la nécessité de cette graduation; j'ai donc fait établir une subdivision en pouces et en lignes, à la partie supérieure de la gaîne, suivant la ligne tangente et longitudinale *a*, *e*, qui correspond à la vis de pression.

La longueur du canal de l'urèthre n'est pas la même chez tous les individus (1); il est cependant utile de la connaître d'une manière exacte chez le sujet que vous aurez à opérer. Vous obtiendrez facilement cette mesure, en introduisant, jusque dans la vessie, une sonde de gomme élastique graduée en pouces et en lignes, portant une ouverture à son extrémité antérieure; aussitôt que l'urine sortira, vous arrêterez la marche de la sonde : la distance juste du méat urinaire au col vous sera donnée par la graduation. Je suppose que le canal de l'urèthre se trouve de sept pouces de long, quand vous aurez introduit le lithontripteur, et que le n° 7 établi sur la gaîne répondra au méat ordinaire, vous serez certain que l'extrémité antérieure de l'instrument, terminée en olive O, fig. 4, formée par le chevauchement des branches sur la tête du foret, sera parvenue dans la vessie, et que l'extrémité antérieure de la canule externe sera placée sur le col. Je vous démontrerai, dans ma prochaine lettre, l'utilité que nous retirerons de cette précision de mesure.

Le mécanisme de l'instrument ingénieux qui sert au brisement de la pierre, mérite toute votre

(1) Ducamp, Lallemant, Home, etc.

attention. Une pince enfermée dans une canule est portée dans la vessie ; poussée en avant, elle sort de sa gaîne ; ses trois branches dilatées, A, B, C, fig. 6, pl. 3, par leur divergence, forment dans l'intérieur de l'organe une espèce de pyramide triangulaire, dont la base se présente à la partie postérieure du viscère, et le sommet D répond au sphincter. La tête du foret, ramenée en arrière, est appuyée sur la face interne des branches, dont il favorise *l'élasticité*, et soutient l'effort que celles-ci exercent sur le corps de la prostate, quand on veut charger le calcul, comme je vous le montrerai plus bas.

Il faut se servir d'un signe indicateur pour connaître la position respective des trois branches développées dans la vessie, sans quoi vous agiriez à l'aventure dans la recherche de la pierre. L'extrémité opposée du litholabe doit être graduée suivant la ligne droite *h*, *e*, fig. 2, pl. 1, qui irait passer par le milieu d'une branche à l'origine de sa digitation H. Lorsque la pince sera ouverte, que la graduation sera placée en haut, vous serez positivement assuré qu'une branche divergera vers la partie supérieure de la vessie, et que les deux autres se dirigeront obliquement du col vers les côtés du trigone vésical, si l'instrument est tenu dans une position horizontale.

La pince, ainsi développée, reçoit la pierre

dans l'espace formé par l'écartement des branches. La canule extérieure, poussée en avant, fait converger vers le centre les trois branches à la fois, et les applique sur trois points également distans du corps étranger qu'elles serrent. Si le calcul est petit, de forme sphérique; s'il s'engage entre les branches, près de leur sommet, à mesure que celles-ci seront appliquées sur le corps étranger par le serrement de la sonde extérieure, la pierre fuira entre les branches jusqu'à la rencontre de leur crochet. Pour que le calcul ne s'échappe pas, il faut que l'extrémité des branches, recourbée en crochet, s'applique sur la surface postérieure du corps étranger au delà de son plus grand diamètre, Q. R., fig. 1, pl. 3; l'espèce de courbe qui est donnée aux branches, dans l'étendue de leur tiers antérieur, favorise cette application. Dans le cas contraire, les crochets, ne pouvant prendre un point d'appui sur sa surface sphérique antérieure, glisseraient sur le corps étranger sans pouvoir le retenir, et le pousseraient au-delà de leur étendue, au fur et à mesure que l'action de la gaîne ramènerait les branches dans un rapprochement complet. Si le volume de la pierre est plus considérable que le plus grand diamètre de l'écartement des branches, il est impossible de charger le corps étranger.

Les extrémités des branches terminées en crochets, R, R, R, fig. 2, pl. 1, chevauchant dans leur rapprochement pour diminuer leur diamètre O, fig. 4, sont une des modifications les plus ingénieuses et les plus utiles de l'instrument lithontripteur; cette modification donne de la solidité au corps étranger qui a été saisi, pendant que l'on procède au broiement, et garantit de toute lésion la muqueuse vésicale, comme l'a très-bien dit le docteur Civiale.

L'action de la gaîne sur les branches est d'autant plus forte, qu'elle est plus rapprochée du point de résistance. Dans le cas où la force que vous emploierez pour serrer la pierre serait trop grande, vous feriez casser les branches si elles étaient d'une trempe sèche; ou bien elles céderaient, et resteraient dans un degré vicieux d'écartement en perdant leur élasticité et leur forme régulière. Dans la première circonstance, il y aurait urgence et nécessité absolue de pratiquer l'opération de la taille; dans la seconde, il y aurait impossibilité de remettre l'instrument dans ses rapports primitifs pour être retiré de la vessie. La pression de la gaîne sur les branches du litholabe, pour serrer le calcul, doit donc être toujours en raison de la force de résistance de celles-ci, connaissance que vous acquerrez par l'habitude du maniement des instrumens dont vous aurez fait choix.

L'expérience m'a prouvé, dit le docteur Civiale, que ces instrumens étaient d'autant plus utiles qu'ils étaient plus simples. Je partage cette opinion : c'est aussi le motif pour lequel je ne me suis jamais servi que d'instrumens à trois branches. Un calcul qui peut être saisi avec un litholabe à quatre branches, le sera plus facilement avec un de trois : le moyen de tenir solidement le calcul résulte moins du nombre de points de compression que du lieu où cette compression s'exerce sur le corps étranger. La solidité est une des premières qualités de l'instrument ; elle doit vous préserver d'accidens dont la suite pourrait devenir funeste. Comme cette garantie est moins du ressort de l'opérateur que du mécanicien, je me borne à vous recommander de bien choisir celui auquel vous accorderez votre confiance : on trouve des ignorans et des charlatans dans ce métier comme dans d'autres professions.

La déviation de la ligne centrale, donnée à la tête du lithotriteur N, fig. 3, pl. I, est très-avantageuse pour produire sur le calcul, dans un temps donné, une plus grande déperdition de substance pendant l'action de la pulvérisation ; cette modification permet au foret, quand il est mis en jeu au moyen de l'arc, de faire une plus grande entamure dans la pierre, la circonférence qu'il décrit étant plus étendue que celle de son diamètre naturel.

Les dentures établies sur la surface de la tête du lithotriteur m'ont paru susceptibles de s'engouer par la poussière résultant du broiement de la pierre, surtout si celle-ci est d'une nature molle. Cette couche de matière calculeuse, qui vient garnir l'interstice des pointes, s'oppose à ce que le foret entame vigoureusement le corps étranger ; il le réduit en substance fine, ne pouvant l'attaquer que par l'extrémité de ses dentures, ce qui rend l'opération plus longue. Cet inconvénient m'est arrivé, et me suggéra l'idée de substituer à la tête du lithotriteur du docteur Civiale une autre forme, qui produisît plus promptement la destruction du corps étranger. Sa surface représente une fleur à trois pétales X, fig. 3; chacun des rayons est taillé en pointes de diamans d'une ligne de longueur, qui sont placées à des distances inégales du centre, afin que, dans le mouvement de rotation décrit par le foret, une pointe ne rencontre pas le sillon circulaire pratiqué par d'autres pointes. Les trois côtés de la tête sont évidés pour laisser tomber dans la vessie la sciure de la pierre; inférieurement j'ai fait pratiquer à chacune des rainures un petit tubercule sur lequel reposent les branches dans leur chevauchement.

Le lithotriteur, mis en jeu par le moyen de l'arc, agit sur la pierre ; et, afin qu'il soit toujours en contact avec le corps étranger qu'il doit détruire, un ressort en spirale, placé à la partie supérieure de la poupée, pousse sa tige en avant au fur et à mesure qu'il pénètre dans sa substance. Il faut que la force de ce ressort soit calculée d'après la force de résistance des branches. Je suppose que le ressort agisse avec une force comme douze, et que les branches qui embrassent le calcul ne résistent que comme six, l'action qui pousse le corps étranger de devant en arrière, pour faire mordre le foret sur la pierre, étant plus forte que la résistance, les branches devront nécessairement céder en se pliant en dehors, et le calcul s'échappera.

L'arc, fig. 2, pl. 3, étant ajusté sur la poulie A, fig. 1, met en jeu le foret par des mouvemens de rotation. Les dentures du lithotriteur ne touchent d'abord le calcul que par un point tangent à sa surface sphérique. Il faut, premièrement, faire tourner le foret avec lenteur, afin d'entamer peu à peu la substance du corps étranger, et de former un plan sur lequel toutes les dentures mordent à la fois. On lâche ensuite la vis de pression N, qui laissera au ressort toute sa force élastique pour pousser en avant la tige du foret, et tenir la tête appuyée sur la pierre : si celle-ci est de nature friable, la détente à donner au ressort se fera fractionnellement et au fur et à mesure que le perforateur entamera sa substance ; si, au contraire, elle est dure et compacte, il faudra laisser au ressort toute sa tension, afin de tenir constamment en contact avec la pierre, pendant les mouvemens de rotation, les dentures du foret.

Le ressort perd de sa force proportionnellement à la longueur de l'entamure que le foret fait dans la substance de la pierre. Si le calcul est volumineux, le trou à pratiquer devra être plus long. Lorsque la tension du boudin faiblira, il faudra refouler le tube H dans le cylindre I, et faire avancer de nouveau la poupée D, et continuer l'opération.

Le foret ne perfore jamais la pierre dans toute la longueur de son axe : parvenu au niveau des branches *r*, *q*, il est arrêté dans sa marche par la poulie A, qui est arrivée contre l'extrémité externe du litholabe S, et borne là sa marche. Cette sagesse du mécanisme de l'instrument est assez évidente par l'inspection seule de la planche 3, fig. 1re, pour dissiper toute crainte de blesser la vessie.

Telles sont les réflexions que m'a suggérées l'usage de l'instrument lithontripteur du docteur Civiale, qui bientôt va passer entre vos mains. Il a pour but de saisir le calcul et d'en opérer la destruction, de la circonférence vers le centre.

MM. les docteurs Leroy, Amussat et Heurteloup ont proposé d'attaquer la pierre du centre vers la circonférence. Je suis loin de vouloir faire le procès à aucun de ces procédés, qui ont pu donner des résultats avantageux entre les mains de leurs auteurs. Je vous ai exposé mes motifs de préférence pour celui de M. Civiale.

Au surplus, quel que soit celui de ces procédés que vous adoptiez, sauf celui de M. Heurteloup, qui constitue le plus complexe, les principes que je vous exposerai resteront les mêmes quant à la manière de saisir et de serrer le calcul.

Je fais des vœux pour que les différentes modifications avantageuses que présentent aujourd'hui les appareils, soient combinées de manière à former l'instrument le plus parfait et le plus utile à l'humanité. Cette unité instrumentale à laquelle chaque prétention aurait pu concourir, et dans laquelle elle trouverait une feuille de sa palme, donnerait alors pour devise à la Lithotritie :

AU PLUS HABILE.

Adieu.

CINQUIÈME LETTRE.

Bordeaux, 1828.

CAS FAVORABLE.

Histoire de la maladie. — Préparation. — Opération. — Introduction du lithontripteur dans la vessie.

Première observation.

M. Angaut, charpentier de haut-bord, demeurant à la Bastide, faubourg de Bordeaux, est âgé de 60 ans, d'un tempérament sanguin, d'une constitution forte et vigoureuse. Il n'a jamais éprouvé de maladies graves, quoiqu'il ait mené une vie laborieuse, pénible, dans le service militaire maritime, et qu'il ait fait un grand nombre de voyages de long cours.

Il y a environ quatre ans qu'il éprouva quelques douleurs sourdes dans l'appareil urinaire, sans qu'il fût obligé de suspendre ses travaux journaliers. Bientôt après il se sentit atteint de picotement à l'extrémité du gland, à l'instant où cessait l'émission des urines; environ à la même époque, il lui survint une hématurie à la suite d'une marche forcée. Ces phénomènes pathologiques portèrent l'effroi dans l'esprit du malade, qui alors alla prendre les conseils de notre estimable confrère M. Paillou, lequel, sur l'exposition des symptômes, déclara qu'il devait exister un calcul dans la vessie, et qu'il était urgent d'explorer cet organe. M. Angaut n'accepta point la sage et judicieuse proposition de ce médecin, se contenta de se priver de tout ce qui pourrait l'exciter, et vécut sobrement jusqu'au moment où il vint me consulter, dans le mois de juillet 1827. Je sondai le malade, constatai la présence du calcul, et commençai immédiatement la préparation.

Préparation.

Peu d'opérations chirurgicales exigent moins de soins préparatoires que la Lithotritie, lorsque le malade se trouve dans un état normal ou *à peu près*. Une sonde de gomme élastique n° 8 (1) fut d'abord introduite dans le canal de l'urèthre jus-

(1) Le n° 8 a deux lignes trois quarts de diamètre. Les sondes de gomme élastique varient dans leur grosseur par quart de igne, soit en augmentation, soit en diminution.

que dans la vessie, laissée en place dix minutes, et retirée ensuite : le lendemain il reçut le n° 9 qu'il porta pendant le même laps de temps. Il existait chez le malade un rétrécissement congénial du méat urinaire, qui gêna l'introduction des n°s 10 et 11 ; il céda cependant à l'action mécanique de sondes progressivement plus grosses (la dernière avait jusqu'à trois lignes et un quart de diamètre).

Cependant, quoique cette préparation soit simple, elle exige de la prudence de la part du malade; les conditions physiologiques de l'appareil urinaire ont déjà été plus ou moins lésées pendant la formation de la pierre, et par le genre de vie que menait l'individu; il peut donc se trouver dans une prédisposition à de nouvelles affections que le passage des sondes pourrait développer, si pendant ce temps il fatiguait les organes génito-urinaires, soit par des marches forcées, soit par d'autres exercices. L'introduction des sondes deviendrait alors la cause d'une irritation, dont l'intensité sera toujours en raison de l'état pathologique de la vessie, de celui de la prostate et du canal de l'urèthre, ou bien de l'idiosyncrasie du malade. Il est des sujets chez lesquels la sensibilité du conduit excréteur de l'urine est tellement exaltée, que l'introduction des sondes, même de celles du plus petit calibre, produit des accès de fièvre très-intenses. Pendant mon dernier séjour à Paris (1826), M. Civiale m'a entretenu d'un malade qu'il venait d'opérer de la taille, chez lequel la présence des sondes produisait, pendant qu'il le préparait pour l'opération de la Lithotritie, des fièvres qui duraient dix ou quinze jours, ce qui l'obligea de pratiquer la lithotomie. Dans une centaine de cures que j'ai faites à Bordeaux de rétentions d'urines, par cause de rétrecissement du canal de l'urèthre, j'ai rencontré quelques personnes qui étaient dans les mêmes dispositions (1).

(1) Au nombre de ces malades se trouvait M. C..., demeurant rue des Bahutiers, auprès duquel je fus appelé par M. Dupouy, son chirurgien ordinaire. L'application du caustique, faite avec prudence, avait chaque fois procuré au malade des souffrances atroces. Le rétrécissement obstruait presqu'en entier le diamètre du canal; les urines ne coulaient que goutte à goutte; au milieu de ces accidens, qui tenaient depuis 18 mois le malade dans sa chambre, avec des mouvemens de fièvre continus, qui l'avaient conduit dans un état voisin du marasme, la nature avait produit, par l'anus, une issue aux urines. Ce mode morbide de canal m'engagea à traiter le rétrécissement au moyen de l'uréthrotôme dont M. Amussat est l'inventeur, et qu'il avait eu la bonté de m'envoyer lui-même. Quelques jours après, le malade porta dans le canal une sonde n° 9, et en quelques semaines il fut guéri de sa fistule recto-vésicale; au bout de peu de temps il a pu reprendre ses occupations ordinaires. A peu près à la même époque, j'ai donné mes soins à mon ami M. le lieutenant-général baron C..., pour la même maladie, dont il était atteint depuis 20 ans; il se rendait de sa campagne chez moi pour recevoir les applications du nitrate d'argent dont il n'a jamais été incommodé, et revenait chez

Un accident qui se déclare quelquefois par suite des circonstances que je viens de vous énumérer, c'est l'engorgement du testicule, soit du

lui sans éprouver la plus légère douleur ; trois applications suffirent pour guérir deux rétrécissemens, et lui permettre de rendre ses urines comme dans l'état naturel.

Dans les maladies du canal que j'ai eues à traiter, je ne me suis point montré exclusif dans l'emploi de telle ou telle méthode ; dans certains cas, j'ai appliqué le caustique suivant le procédé de Ducamp ; d'autres fois, par celui du professeur Lallemant, de Montpellier, qui, à cet égard, a bien voulu me donner des notions dont je lui sais beaucoup de gré. Dans quelques circonstances, je me suis servi avec avantage de l'uréthrotome de M. le docteur Amussat ; dans d'autres, enfin, j'ai employé la dilatation vitale et mécanique de M. le professeur baron Dupuytren. J'ai souvent combiné l'usage de ces méthodes, et j'ai eu à m'en féliciter. Dans un cas très-remarquable, j'ai modifié le traitement par l'emploi alternatif des méthodes de MM. Amussat, Lallemant et Dupuytren, et j'ai réussi à désobstruer le canal. Voici un aperçu du fait : M. Freissac, artisan, demeurant rue Saint-Martin, à Bordeaux, est âgé de 60 ans ; il entra au service militaire à l'âge de 16 ans, jouissant d'une bonne santé et d'une forte constitution ; bientôt il contracta une gonorrhée, qu'il négligea, et qui produisit consécutivement des obstacles dans le canal de l'urèthre. Depuis 30 ans, l'émission des urines était gênée, ce qui lui occasiona une foule d'inconvéniens propres à cette maladie, pour laquelle il reçut, à différentes époques, les soins de MM. Lemonerie, de Grassi, Mandelin, etc. La coarctation du canal devint de plus en plus forte, et le malade traînait une existence affreuse depuis long-temps, quand je fus appelé pour le visiter, le 1er décembre 1827, par quatre de ses amis, commissaires d'une Société de bienfaisance mutuelle, dont F. était membre. Je le trouvai dans le marasme, l'ordre de toutes ses fonctions était interverti, il ne goûtait point de sommeil, des accès de fièvre très-intenses et très-longs bouleversaient sa débile machine ; les urines ne coulaient côté droit, soit du côté gauche. Je dois vous en entretenir, parceque des personnes, peu familiarisées avec les maladies des organes urinaires,

que goutte à goutte; elles déposaient, par le refroidissement, une grande quantité de mucosités épaisses, purulentes, exhalant une odeur ammoniacale très-prononcée. Le sentiment d'un poids considérable, continuel, dans l'anus, fatiguait singulièrement le malade; mais le phénomène qui me surprit le plus, fut l'expansion extraordinaire que la vessie avait acquise par l'accumulation et le séjour des urines; sous les muscles droits, grands et petits obliques, qui étaient dépouillés de tout tissu cellulaire, on observait deux grosseurs arrondies, du volume d'une petite tête d'enfant; elles devenaient plus saillantes, par la contraction de la ligne blanche, lorsque le malade faisait des efforts pour expulser l'urine. C'est dans cet état que le malade implorait une fin prochaine.

J'explorai le canal; la sonde fut arrêtée à quelques lignes du méat urinaire: un stylet boutonné lui fut substitué. Je parvins difficilement à franchir le premier obstacle. A un pouce, j'en rencontrai un second, bientôt un troisième: j'employai l'uréthrotome du docteur Amussat, et divisai d'un seul coup ces coarctations jusqu'à la courbure du canal; j'introduisis ensuite très-aisément une sonde de gomme élastique jusqu'à cinq pouces et demi, que je laissai et fixai en place jusqu'au lendemain. Le bout de la sonde, mis en contact avec l'obstacle le plus éloigné, avait procuré le lendemain la dilatation vitale; je le franchis avec une sonde de gomme élastique d'un faible calibre, que je conduisis dans la vessie, et laissai à demeure. Le sur-lendemain, je la remplaçai par une bougie de corde à boyau, qui, à la faveur de la vacuité de la vessie, que j'avais opérée avec la sonde, resta en place assez long-temps pour être ramollie, et acquérir un plus grand diamètre. A la suite de cette dilatation, j'appliquai le caustique sur le dernier obstacle, au moyen de l'instrument droit du professeur Lallemant; car, dans ce cas, j'ai toujours eu plus de facilité à arriver dans la vessie par le cathétérisme rectiligne, qu'avec la sonde courbe.

répètent dans le monde, que ce phénomène pathologique résulte de la dilatation du canal de l'urèthre, dilatation que l'on est obligé, disent-ils, d'obtenir pour procéder à la Lithotritie; c'est une erreur qu'il importe de rectifier. On a écrit dans plusieurs ouvrages, et il faut le répéter ici dans l'intérêt de la vérité, que le canal, dans la majorité des cas, n'a pas besoin d'être dilaté pour recevoir l'instrument qui sert au broiement de la pierre; en effet, le diamètre naturel de ce conduit est de trois à trois lignes et demie chez les adultes; or, le calibre du lithontripteur, sauf les cas exceptionnels, ne dépasse pas ces dimensions. Les corps

Quelques accès de fièvre symptomatique suivirent ces applications locales; ils furent convenablement combattus. Au bout de douze jours, le malade porta une sonde n° 9 dans le canal; sa santé s'améliora d'une manière si rapide, qu'un mois et demi après il reprit sa profession et acquit bientôt de l'embonpoint. Aujourd'hui il ne conserve de sa maladie que l'obligation de passer de temps en temps une sonde pour que le canal ne se rétrécisse pas de nouveau, ce qui arrive quelquefois chez les individus qui ont conservé long-temps leurs obstacles, ou qui sont dans un âge avancé.

Lorsqu'un organe creux, destiné à être le réservoir d'un liquide sécrété, acquiert une capacité contre nature, par l'accumulation de ce liquide qui ne peut être évacué comme dans l'état naturel, la contraction musculaire le ramène dans son état normal, dès que la liberté d'expulser a été rétablie. J'ai opéré beaucoup de fistules lacrymales, et j'ai vu de même la tumeur du sac, formée par la rétention des larmes, s'effacer et le sac revenir sur lui-même dès que les larmes avaient repris leur cours naturel étrangers que l'on passe préalablement dans cet organe, pendant quelques minutes chaque jour, n'ont réellement d'autre but que de modifier sa sensibilité locale : ainsi donc, l'engorgement du testicule s'opère par le même mécanisme que dans l'orchite, vulgairement appelée *gonorrhée tombée dans les bourses*. Dans les savantes leçons cliniques des illustres professeurs MM. Dubois et Roux, j'ai entendu le premier enseigner que, dans la blennorrhagie, l'inflammation occupant d'abord la fosse naviculaire, prenait quelquefois plus d'intensité sous l'influence de causes diverses, et sévissait le long du canal de l'urèthre jusques à la prostate; que le gonflement du verumontanum, au milieu duquel les conduits éjaculateurs se débouchent, s'opposait alors à la transsudation continuelle de la liqueur prolifique; et que cette sécrétion continuant à s'effectuer dans l'organe de la génération, sans pouvoir être évacuée comme dans l'état normal, s'accumulait, et produisait les phénomènes qui caractérisent l'épydiditis. Selon M. Roux, l'inflammation se communique à la substance du testicule par la continuité de la muqueuse qui tapisse les canaux déférens. Pourquoi donc rapporter à la dilatation du canal, qui n'a pas lieu dans la majorité des cas, la cause d'un phénomène pathologique qui arrive dans des circonstances où l'on ne peut accuser la présence des corps étrangers ? Cette supposition, quoique spécieuse, est donc tout-à-fait gratuite.

Opération.

Quoique le malade eût en moi une entière confiance, il éprouva néanmoins une grande émotion au moment d'être opéré ; mais dès qu'il eut subi la première opération, qui eut lieu le 21 juillet 1827, à ce trouble succéda bientôt dans son âme la plus grande sécurité. Je fis prendre un lavement au malade pour dégager le rectum des matières fécales, qui auraient pu y séjourner. L'accumulation des excrémens dans cet intestin, soulevant la vessie, la déplace de sa position naturelle, ce qui rend l'opération plus difficile. Il fut ensuite étendu sur un lit de trois pieds de hauteur, dont la couche était un peu dure, et en travers duquel une couverture de laine, pliée en plusieurs doubles, était placée, afin de faire élever le bassin, pour porter la vessie de haut en bas ; ses jambes dépassaient le bord inférieur du lit, de manière à ne point prendre de point d'appui avec les talons et les pieds, et la tête était soutenue par un traversin.

Placé du côté droit du malade, j'introduisis dans la vessie une algalie, qui rencontra la pierre aussitôt qu'elle eut franchi le col de cet organe ; j'injectai une décoction tiède de racine de guimauve, dont la quantité fut relative à la capacité de l'organe. Dès que le malade exprima l'envie d'uriner, déterminée par la plénitude du viscère, je suspendis l'injection, puis je fis exécuter quelques mouvemens au bec de la sonde, afin de m'assurer de la position de la pierre, et de déterminer approximativement son volume qui me parut de la grosseur d'un marron ordinaire. Après avoir retiré la sonde, en ayant soin de faire conserver l'injection, je fis élever le bassin du malade (1), de manière à mettre la vessie dans une position presque perpendiculaire : dans cette situation, j'espérais que la pierre, obéissant aux lois de la pesanteur, irait occuper la partie la plus déclive de l'organe. Le malade ayant ensuite été ramené dans sa première position, je lui fis écarter les cuisses, et fléchir légèrement les jambes.

Introduction du lithontripteur.

La doctrine de la courbure du canal de l'urèthre avait jusqu'à nos jours éloigné les praticiens de

(1) A cette époque, je n'avais pas fait construire mon lit lithotriteur ; *voyez* sa description que j'ai donnée dans la onzième lettre.

l'idée d'introduire des sondes droites dans la vessie, bien que la possibilité de cette introduction eût été entrevue par les anciens, et que quelques chirurgiens l'eussent pratiquée dans le siècle dernier et le commencement de celui-ci (1). Des connoissances anatomiques plus exactes sur la direction et la structure du canal de l'urèthre dues à des travaux modernes (2), ont mis cette possibilité hors de doute : pour mon compte je peux vous assurer que j'ai autant de facilité à exécuter aujourd'hui le cathétérisme avec la sonde droite qu'avec l'algalie ordinaire.

La marche d'un instrument de forme droite dans un canal de direction courbe, est réglée par des lois anatomico-mathématiques, que je vais chercher à vous exposer, en divisant l'opération en trois temps.

1er Temps.

Je ramenai en arrière le prépuce, et saisis le pénis entre le pouce, l'indicateur et le médius de la main gauche, pour le placer dans une position perpendiculaire. La main droite tenant le lithontripteur comme une plume à écrire, sa pointe fut portée

(1) Civiale, 1re *Lettre au chevalier de Kern*, Paris, 1827, in-8°.
(2) Amussat, *Arch. gén*, janvier 1824.

verticalement dans le méat. La coarctation dont j'ai parlé, malgré la dilatation préalable, m'opposa quelque résistance, que je surmontai en exerçant une légère compression sur l'obstacle; le malade manifesta un peu de douleur. Dès que l'obstacle fut franchi, l'instrument pénétra dans la vessie comme s'il n'y avait pas eu de rétrécissement de l'urèthre. Je tendis la verge sur l'instrument au fur et à mesure que j'avançai dans le canal de l'urèthre. Arrivé au commencement du bulbe en B, pl. 2, je ramenai en bas l'extrémité postérieure du lithontripteur, suivant un arc de cercle F, A, dont l'instrument était le rayon, de manière à lui faire former, avec l'horizon O, Q un angle de 45° (Amussat) (1).

2e Temps.

Tenant toujours le pénis tendu sur le lithontripteur avec la main gauche, je fis glisser celui-ci en avant, en parcourant la ligne ponctuée B D, sans dévier du plan vertical du corps, et parvins facilement à la partie antérieure de la glande prostate.

Si en poussant l'instrument pour l'introduire au-desssus de l'arcade du pubis, il était placé d

(1) *Arch. gen.*, déjà cité.

manière à former avec l'horizon un angle plus grand que 45°, il arriverait que son extrémité antérieure heurterait, de haut en bas et de devant en arrière, contre la partie antérieure et inférieure du collet fibreux du bulbe. Dans ce cas, il faudrait retirer le lithontripteur de quelques lignes, lui donner plus d'inclinaison, et agir comme ci-dessus.

3e Temps.

La portion prostatique du canal de l'urèthre ayant une direction oblique de bas en haut, et d'avant en arrière, j'abaissai de nouveau l'extrémité postérieure de l'instrument afin de le placer dans la même ligne du conduit D, E, et lui faire former avec la ligne horizontale O, Q, l'angle O, G, C, plus aigu que le précédent. Je poussai doucement l'instrument, franchis l'éminence prostatique, et arrivai dans la vessie.

En portant perpendiculairement l'instrument dans le canal de l'urèthre, j'ai eu le dessein d'éviter le rebord antérieur de l'arcade du pubis; arrivé au bulbe, son extrémité antérieure avait dépassé de quelques lignes la symphise pubienne. Dans le mouvement de bascule que je lui fis exécuter en arrière, il vint se placer en ligne directe de la portion membraneuse, et pénétra facilement sous la symphise, jusqu'à la prostate ; la ligne qu'il parcourut forma avec la perpendiculaire, autour de l'arcade du pubis, l'angle F, B, D. En abaissant de nouveau l'instrument pour porter en haut sa pointe, je parvins dans la vessie, en parcourant la ligne D, E, qui, avec celle B, D, forme l'angle B, D, E. Vous voyez donc que je fis exécuter à l'instrument un mouvement de rotation autour du pubis, suivant deux angles F, B, D, et B, D, E. La courbure de l'urèthre, par l'élasticité de son tissu, fut réduite à une direction droite sous la puissance de la sonde.

Pourquoi, me direz-vous, dans votre premier temps, introduisez-vous la sonde droite perpendiculairement à la ligne médiane, tandis que le docteur Civiale a écrit (1) : « Qu'il faut abaisser la « verge par une légère traction pour la rendre « parallèle avec les cuisses, qui doivent être légèrement fléchies » ? Je vous répondrai que j'ai répété ce que j'ai vu faire constamment à ce médecin dans toutes les opérations qu'il a pratiquées en ma présence à Paris. Je suis volontiers les bons exemples de préférence aux préceptes, quelque autorité que ceux-ci puissent avoir.

Dans les démonstrations pleines d'intérêt que

(1) Ouvrage cité, page 54.

M. le docteur Amussat eut la bonté de me faire sur le canal de l'urèthre, je lui ai entendu professer la même doctrine. Tout en respectant les opinions de ces habiles opérateurs, je vous ai dit comment j'ai fait, sans néanmoins avoir l'intention de condamner leur conduite; à ce sujet faites *ad libitum ;* l'essentiel est de pénétrer aisément dans la vessie.

La manière la plus sûre pour bien vous familiariser avec la pratique de la sonde droite, c'est de l'introduire sur vous-même ; c'est là ce que j'ai fait, et cette tentative m'a mieux instruit que toutes les études. Si cette proposition vous effraie, rassurez-vous ; la douleur de cette introduction est peu de chose. D'ailleurs les grands avantages que dans certains cas vous pouvez retirer du cathétérisme rectiligne méritent bien d'être achetés au prix d'un peu de douleur.

Adieu.

SIXIÈME LETTRE.

Bordeaux, 1828.

Broiement de la pierre dans la vessie, divisé en quatre temps.

En faisant suivre à mon instrument, dans le canal de l'urèthre, la marche que je viens de vous tracer, j'arrivai dans la vessie, dans ce viscère qui recelait l'ennemi, à la recherche duquel je devais procéder. La capacité et l'état pathologique plus ou moins grave de cet organe ; la position, le volume, la forme et les élémens du calcul étaient autant de circonstances qui échappaient à mes regards, et qui offraient à mes perquisitions des dificultés relatives. En agissant dans les ténèbres d'un organe profondément situé, délicat par sa nature, je m'appliquai à régler les mouvemens de l'instrument avec méthode, prudence et précision, comme je vais essayer de vous le démontrer dans l'exposition du broiement de la pierre, que je diviserai en quatre temps.

Dans le premier, je vous dirai comment j'ai fait dilater et comment j'ai disposé la pince dans la vessie pour saisir le calcul.

Dans le second, je vous indiquerai la manœuvre nécessaire pour parvenir à envelopper ou bien à charger le calcul.

Dans le troisième, je vous décrirai l'opération de la térébration et du morcellement de la pierre.

Dans le quatrième, enfin, je vous apprendrai comment on remet toutes les parties constituantes de l'instrument dans leurs rapports respectifs, afin de le ployer et de le retirer de la vessie.

1er Temps.

« La vessie n'a point une direction verticale « comme on le figure sur la plupart des planches « d'anatomie et des pièces desséchées ; au con- « traire, elle est oblique d'avant en arrière et de « haut en bas. » (Amussat) (1).

D'après cette description, il faut donner à l'instrument une direction un peu oblique de bas en haut et d'avant en arrière, afin de faire dilater les branches suivant le diamètre antéro-postérieur de la vessie, qui est le plus long. Il y a deux manières de faire développer la pince :

(1) *Arch. génér.*, déjà citées.

1°. Vous porterez l'extrémité antérieure du lithontripteur jusque dans le fond de la vessie, à la partie diamétralement opposée au col ; de la main gauche vous assujettirez l'instrument, tandis qu'avec la droite vous desserrerez la vis de pression, et saisirez le litholabe sur sa poignée. Vous ferez glisser en arrière, fractionnellement ou en entier, la gaîne extérieure, selon que vous voudrez donner plus ou moins de longeur aux branches; leur saillie sera toujours relative à la capacité de la vessie et aux données approximatives que vous aurez acquises sur le volume du calcul. Aussitôt la main droite ramènera le lithotriteur en arrière, afin de laisser libre l'espace compris entre la divergence des branches de la pince. La graduation établie sur la gaîne vous indiquera d'une manière positive lorsque son extrémité antérieure sera arrivée au col, d'après la connaissance que vous aurez déjà de la longueur du canal.

2°. L'extrémité antérieure de la gaîne reposera sur le col de la vessie conformément à l'instruction que je vous ai donnée à cet égard dans ma quatrième lettre ; vous desserrerez la vis de pression, et l'instrument sera assujetti par la main gauche, qui le tiendra par la rondelle placée sur la canule externe ; la main droite saisira le litholabe par sa poignée et le poussera en avant jusqu'à ce que les branches ayent acquis le développement que vous jugerez nécessaire. Le lithotriteur sera ramené en arrière comme ci-dessus.

Pour vous assurer de la position respective des branches, il faudra diriger en haut la graduation de la sonde externe, de manière à ce qu'elle corresponde à la partie inférieure de la symphyse du pubis. La graduation du litholabe sera en ligne directe de la première ; la vis de pression deviendra le régulateur de ce rapport. Ayant ainsi disposé l'instrument, vous serez assuré, comme je vous l'ai démontré (4e lettre), que les deux branches inférieures divergeront en bas, que la troisième se dirigera vers la partie supérieure de la vessie, et qu'étant ainsi ouverte, la pince représentera une pyramide triangulaire. Sans cette détermination précise de la position des branches, il pourrait arriver qu'une des trois tomberait verticalement sur la pierre, l'éloignerait de leur centre, et s'opposerait à ce qu'on pût la charger.

2e Temps.

C'est à ce temps qu'il convient de rapporter le défaut capital de la lithotritie ; il nécessite la manœuvre la plus difficile, la plus délicate, celle qui détermine les douleurs que les malades éprouvent dans cette opération. Je vais essayer de vous en expliquer les principaux phénomènes.

Pour n'y avoir pas assez réfléchi, l'on a adressé les plus injustes reproches à cette nouvelle méthodes. Cette explication nous conduira à une considération pratique très-essentielle ; c'est qu'il importe d'opérer désormais les malades par ce nouveau procédé aussitôt qu'ils seront reconnus atteints de la pierre, afin que la prostate ne se trouve pas dans un état de pathologie grave. Les maladies de cet organe rendront toujours l'opération plus difficile et beaucoup plus douloureuse.

La disposition qu'il faut donner à la pince et les divers mouvemens qu'il s'agit de lui imprimer pour saisir le calcul, doivent être coordonnés d'après la position que ce dernier occupe dans la vessie. 1° Il peut être placé à l'entrée de la vessie ; 2° sur l'un ou l'autre de ses côtés, vers sa partie moyenne ; 3° enfin à sa partie postérieure. Par le cathétérisme, on a reconnu quelquefois des pierres qui étaient placées à la partie supérieure de la face interne de la vessie. Un grand nombre d'auteurs en rapportent des exemples, sans expliquer ce phénomène singulier. En 1826, j'ai eu occasion moi-même d'en observer un de cette espèce à l'Hôtel-Dieu de Paris, avec M. le docteur Breschet, chirurgien en second de cet hôpital, et M. le docteur Leroy (d'Etiolles). Mais, attendu que ces différentes positions des calculs se trouvent hors du cadre que je me suis tracé, je ne m'occuperai que des trois premières, qui appartiennent aux cas favorables et ordinaires.

1°. Dans la plus grande généralité des cas, la pierre se trouve située au-devant du col de la vessie, sur la partie antérieure du trigone. M. Delpech, professeur à l'école de Montpellier, partage cette opinion, ainsi qu'il me l'a communiqué lors de son passage à Bordeaux. Bien que j'eusse fait élever le bassin au malade pour placer en arrière le corps étranger, je trouvai néanmoins celui-ci dans la position qui nous occupe. Les branches étant dilatées, comme je vous l'ai précédemment indiqué, leur développement avait lieu au-delà de la pierre; leur sommet pyramidal appuyait verticalement sur celle-ci, et c'est par leur plus grand écartement qu'elles doivent l'envelopper; je retirai donc l'instrument vers le pénis dans une direction horizontale, et engageai son sommet dans le col de la vessie : cet organe, en raison de son élasticité naturelle, se laissa distendre par l'action des branches, et sa forme, naturellement ronde, prit celle d'un triangle équilatéral. Le col est rétréci, mais très-extensible, a dit mon ami le docteur Blandin (1); l'expérience de tous les jours

(1) *Traité d'Anatomie topographique* ou *Anatomie des régions du corps humain*; par Fréd. Blandin. Paris, 1826, in-8°, atl. in-fol.

confirme cette vérité, et la distension du col peut avoir lieu sans inconvéniens consécutifs, surtout si la glande prostate n'est pas dans un état pathologique avancé, comme j'ai déjà eu l'occasion de vous le faire observer. La partie la plus spacieuse, formée par la divergence des branches, fut ainsi ramenée au-dessus du calcul, et leur saillie, dans l'intérieur, fut diminuée en raison du mouvement par lequel l'instrument avait été retiré vers le pénis. Pour placer les deux branches inférieures sur les côtés de la pierre, j'élevai la poignée de l'instrument, qui agit alors selon un levier du premier genre, dont la puissance était dans ma main, le point d'appui sous l'arcade du pubis, et la résistance au col; je déprimai ainsi la prostate, et conduisis sur les côtés du calcul les deux branches inférieures, tandis que la troisième descendait verticalement sur ce dernier. De cette manière, le corps étranger se trouvait placé entre les trois branches, dirigées obliquement d'avant en arrière et de haut en bas. Tenant fixe, dans cette position, le litholabe avec la main droite, je fis avec la gauche glisser en avant la gaîne, pour appliquer les branches sur le calcul. Lorsque je sentis une résistance, j'arrêtai l'action de la canule externe; puis, faisant avancer peu à peu le lithotriteur, j'allai à la reconnaissance du corps étranger. La collision que le stylet détermina, en heurtant sur un corps dur, m'annonça que le calcul était saisi. Pour mieux le fixer, je serrai de nouveau la gaîne sur les branches, et j'arrêtai les deux tubes métalliques en tournant la vis de pression; aussitôt je plaçai l'instrument dans une position horizontale pour porter la pierre, ainsi enveloppée, au centre de la vessie. Quelques légers mouvemens de rotation que je fis exécuter au lithontripteur librement et en divers sens, m'assurèrent que les parois de la vessie n'avaient pas été pincées entre les crochets des branches et la surface du calcul. Cette recherche m'amena à une découverte qu'il est important de noter, car, si je ne me trompe, le docteur Civiale ne l'a pas mentionnée. En faisant rouler la pierre dans la vessie, j'éprouvai obscurément un sentiment de choc : je cherchai à reproduire le phénomène, et j'obtins alors une collision bien claire et bien nette ; preuve évidente qu'il devait exister deux calculs dans la vessie du malade.

Il est quelquefois difficile, et même impossible d'obtenir, avec le cathétérisme ordinaire, des données positives sur l'existence de plusieurs calculs ou de leurs fragmens dans la même vessie : le moyen que je vous indique est infaillible pour parvenir à ce diagnostic.

Ma proposition sur la distension obligée du col

de la vessie pourra paraître un paradoxe chirurgical aux yeux des médecins qui n'ont pas encore pratiqué ni vu pratiquer la lithotritie : eh bien, je leur affirme que l'on ne pourra jamais saisir le calcul, ou ses fragmens placés à la partie antérieure de la vessie, par le moyen de la pince du docteur Civiale, sans produire le phénomène que j'ai indiqué, auquel on peut rapporter, je le répète, le principal inconvénient de la nouvelle méthode de guérir de la pierre.

2°. Si le calcul se trouve sur l'un des côtés de la vessie ou vers sa partie moyenne, après avoir donné aux branches l'écartement que vous leur croirez nécessaire, d'après l'estimation approximative du volume du corps étranger, vous vous assurerez d'abord de leur position respective, par les indications déjà décrites, et qui doivent vous servir de boussole dans les divers mouvemens que vous ferez exécuter à la pince développée dans la vessie. Faisant ensuite exécuter un quart de rotation à l'instrument, à droite ou à gauche, selon la position connue du calcul, vous présenterez le plan inférieur, formé par les branches, sur le corps étranger. En portant la poignée du lithontripteur vers la cuisse opposée, pour lui donner une direction oblique d'avant en arrière, la branche inférieure passera entre le calcul et les parois de la vessie, et la supérieure l'enveloppera en dessus; vous continuerez ensuite comme dans le temps précédent.

3°. Lorsque la pierre se trouve placée dans la partie postérieure de la vessie, il faut alors diriger les branches ouvertes, d'avant en arrière, pour engager le corps étranger dans leur écartement : pour la fixer, vous agirez comme il a été dit.

Le docteur Civiale a dit : « Cette exploration « présente quelquefois des difficultés qui pro- « viennent de la position de la pince et de ses « formes différentes. Lorsque le calcul est placé « près du col de la vessie, la pince s'ouvre der- « rière lui : il y a alors impossibilité de le saisir « si son volume est considérable. Il faut fermer « la pince, la retirer jusqu'au col de la vessie, « donner un plus grand degré d'élévation au sa- « crum, et, en réintroduisant la pince, *on tâche* « de pousser la pierre jusqu'à la partie posté- « rieure de la vessie; alors on fait ouvrir la pince « sur elle et on la saisit. On réussit toutes les fois « que son volume n'excède pas celui d'un œuf « de poule, et que la vessie a assez de capacité « pour permettre le développement des pin- « ces (1). ».

Je vous ai expliqué plus haut comment on

(1) Ouvrage cité.

saisit le calcul, qui est placé au devant du col de la vessie; mais lorsqu'il est considérable, que son diamètre vertical dépasse le niveau du col, la manœuvre que je vous ai décrite est insuffisante pour le saisir. Il faut alors, et de rigueur, comme le dit notre auteur, faire arriver la pierre dans le fond de l'organe. L'esprit de précision et de méthode que j'aime à trouver dans la description d'un procédé opératoire, me fait regretter que la proposition de notre estimable confrère soit si concise. *On tâche, dit-il, de pousser la pierre jusque dans la partie postérieure de la vessie.* J'aurais désiré que l'auteur du traité de la Lithotritie nous eût appris comment on pousse cette pierre. Est-on sûr de la rencontrer suivant le diamètre antéro-postérieur avec la pointe de l'instrument fermé? cette pointe s'appuyant un peu plus à droite ou à gauche sur sa surface antérieure, rejettera la pierre sur l'un des côtés de la vessie, et passera au delà. Il me semble que dans un pareil cas il vaudrait mieux faire faire la culbute au malade par le moyen de mon lit mécanique.

Lorsqu'un calcul a acquis le volume ci-dessus, il est bien rare qu'il n'ait pas produit des lésions organiques graves, qui s'opposent à l'emploi du nouveau procédé: telles sont le racornissement de la vessie, et le gonflement de la prostate. Cependant le docteur Civiale rapporte des observations dans lesquelles il est parvenu à pulvériser des calculs dont le volume lui avait paru très-considérable. Puisque ce fait est attesté par un opérateur habile, je me plais à lui accorder ma confiance.

J'aime beaucoup la Lithotritie, mais par amour pour elle, je voudrais qu'on ne l'appliquât que dans les cas où elle convient. En se conformant à ce précepte, sa sphère d'utilité est encore assez étendue pour qu'elle puisse s'en contenter. Laissons à la lithotomie le triste soin de porter son couteau dans les vessies malades, pour en extraire les calculs trop volumineux.

Sans qu'il soit d'un volume tel, qu'il n'appartienne pas aux cas favorables de Lithotritie, il peut arriver que le calcul, placé au devant du col ait un diamètre transverse qui dépasse l'écartement des branches lorsque celles-ci viennent à être dirigées sur ses côtés. Il faut alors faire exécuter à l'instrument quelques mouvemens d'oscillation pour faire glisser les branches sur les côtés du calcul, et le placer dans leur centre. La même obligation existe encore quand la pierre a été morcelée, et que ses fragmens se trouvent ramassés au col.

Voilà la manœuvre qui a déterminé les plus fortes douleurs chez le malade, dont je vous rapporte l'histoire ; leur intensité, ainsi que je l'ai dit, sera toujours en raison de l'état morbide de la prostate ; cela s'explique : les branches déployées de l'instrument ayant distendu le col et lui ayant fait prendre une figure infundibuliforme, dans les mouvemens d'oscillation qu'elles exécutent pour engager la pierre, elles froissent les parois du col par le changement de position qui, à chaque mouvement, déplace le sommet des angles du triangle équilatéral.

Les argumens les plus spécieux que ses antagonistes ont présentés contre la Lithotritie, s'adressent naturellement à ce temps. Sur la même ligne se trouvent, premièrement les inflammations de la vessie, consécutives à l'opération, et secondement le danger de pincer ses parois avec les crochets des branches de l'instrument.

Depuis la découverte du brisement de la pierre on a eu lieu de se convaincre, par expérience, que la vessie était moins irritée par l'application immédiate des instrumens qu'on ne se l'imaginait avant cette époque, à moins de circonstances extraordinaires. Cette application ne détermine point de phlegmasie vésicale. Dans tous les cas où j'ai eu recours à cette nouvelle méthode, et particulièrement dans celui du sieur Angaut, il ne s'est jamais présenté à mon observation aucun symptôme de cystite.

Les fièvres symptomatiques qui suivent souvent l'application du broiement se déclarent par suite de l'irritation du canal de l'urèthre, ou mieux encore par suite de celle du col, quand il est malade. Constamment les malades rapportent à ces parties, et jamais à la vessie, les douleurs qui suivent l'opération. Les lois physiologiques semblent suffire pour rendre raison de ce phénomène : la vessie, destinée à être le réservoir de l'urine, est sans cesse en contact avec un liquide qui joue à son égard le rôle d'une sorte de corps étranger, et dont les élémens sont de nature plus ou moins irritante. Cependant elle supporte impunément ce contact; il ne faut donc pas s'étonner si, mise en rapport avec les intrumens qui servent à la recherche de la pierre, elle n'en éprouve aucun trouble notable et vraiment morbide. Il n'en est point de même du canal de l'urèthre. J'ai été consulté par un grand nombre de malades atteints d'affections de vessie, particulièrement de rétentions d'urine, par suite d'obstacles dans ce conduit ; j'ai vu beaucoup de ces individus chez lesquels il suffisait de passer une sonde de gomme élastique, comme moyen d'exploration, pour déterminer des accès de fièvre très-intenses. Néanmoins il ne faudrait pas trop se fier à l'impassibilité de la vessie, et y exercer des manœuvres qui, par leur violence, pourraient occasioner des lésions soit organiques, soit vitales. Toute vessie qui recèle un calcul, est déjà sinon véritablement malade, du moins prédisposée à le devenir; or, en vertu de cette prédisposition, une affection grave pourrait être le funeste fruit de recherches que vous y exerceriez sans prudence ni ménagement.

Relativement aux dangers de pincer les parois de la vessie, voici ce que le docteur Civiale a répondu (1): « Lorsque je fis mes premières « opérations, les personnes qui n'avaient jamais « vu mes instrumens, et qui n'avaient aucune idée « de la Lithotritie, parlèrent beaucoup du dan- « ger de saisir la vessie en cherchant à saisir la « pierre; mais il suffit d'examiner la partie re- « courbée des branches, et le mécanisme de « l'instrument quand on ferme la pince, pour « acquérir la certitude que cet accident ne peut « jamais avoir lieu, lors même que l'on cher- « cherait à le produire. Dans plus de cinq cents « applications que j'ai déjà faites de ma méthode « on n'a rien vu de semblable; je n'ai pris aucune « précaution pour l'éviter. Ce danger est donc « imaginaire. »

(1) *Revue médicale*, juillet 1828.

A l'appui de cette citation, je puis vous attester également que plus de cent fois j'ai porté la pince dans la vessie pour chercher à saisir des calculs, et qu'il ne m'est jamais arrivé de pincer ses parois. Je suis autorisé à vous faire hardiment cette déclaration, attendu que, dans tous les cas où j'ai tenté le broiement de la pierre, des hommes de l'art m'ont assisté et peuvent attester la vérité de mon assertion.

Toutefois, cet accident pourrait avoir lieu, mais seulement dans des cas pathologiques. Le séjour prolongé de la pierre dans la vessie produit souvent des dégénérescences de la muqueuse vésicale. Il suffit de parcourir les Mémoires de l'académie royale de chirurgie, les ouvrages de frère Cosme, de Deschamps, de M. Boyer, de MM. Roche et Sanson, et l'excellent Traité de la Cystotomie sus-pubienne, publié par M. le docteur Belmas (1), dans lequel il met au jour les cures faites par M. le docteur Souberbielle, qui opère aujourd'hui presque exclusivement par la taille hypogastrique ; il suffit, dis-je, de consulter ces auteurs pour être convaincu que des excroissances charnues se trouvent souvent dans les vessies qui renferment des calculs. On con-

(1) *Traité de la Cystotomie sus-pubienne*, par D. Belmas. Paris, 1827.

çoit alors qu'il est facile de saisir avec la pince ces corps parasites, et l'on conçoit aussi que cet accident pourrait donner lieu consécutivement à des effets plus ou moins funestes. Mais ces exceptions n'infirment pas la règle générale. Par la crainte de léser quelques artères, devrait-on renoncer à la pratique de la taille sous-pubienne?

Les vessies à colonnes offrent encore une circonstance fâcheuse pour l'application de la Lithotritie; on en trouve dont les colonnes très-développées forment, en s'entre-croisant dans différentes directions, des enfoncemens, des sinus qui peuvent loger un calcul, et l'abriter contre l'atteinte des instrumens. Je possède dans mon cabinet une vessie dans laquelle le volume des colonnes est aussi considérable que les plus grosses plumes à écrire. Dans des cas de cette nature, la pince développée procédant à la recherche du calcul, peut sans contredit accrocher ces espèces de cordes charnues; néanmoins, lorsqu'elles ne sont point trop prononcées, l'opération peut avoir lieu, comme je vous le démontrerai dans un cas que je rapporterai ci-après.

3e Temps.

La longueur précise du canal de l'urèthre avait été prise à sept pouces; j'introduisis la gaîne jusques à sept pouces et demi, pour isoler la pierre des parois de la vessie, et j'ajustai le lithontripteur sur le tour B, B, B, C, fig. 1, pl. 3, qui avait été préalablement préparé. Mon élève, placé aux pieds du lit, entre les jambes du malade, prit sur la couche un point d'appui avec ses deux coudes, et de ses deux mains il saisit l'instrument qu'il tenait fixe et dans une position horizontale. Ayant passé la corde de l'arc autour de la poulie A qui met en jeu le lithotriteur, et embrassant de la main gauche, près de la verge, cet instrument à son engrenage avec le tour, je le consolidai davantage; ensuite je fis exécuter au stylet les mouvemens de rotation nécessaires pour perforer la pierre que j'entamai lentement, parce qu'elle était d'une composition dure; bientôt après, les urines qui transsudaient entre les parois du canal et la gaîne, arrivèrent bourbeuses : elles déposaient une matière pulvérulente, grisâtre, sur l'alèze placée sur le lit. Après avoir fait cette première perforation, je détendis l'arc, démontai le lithontripteur de dessus le tour, et le stylet fut ramené en arrière; puis, ayant desserré la vis de pression pour faire glisser les deux tubes métalliques l'un sur l'autre, afin de permettre aux branches de se dilater de nouveau, la pierre se précipita dans la vessie : je la saisis de nouveau, et l'entamai deux fois encore de la même façon. Pendant cette première séance, qui dura l'espace de vingt-cinq minutes, je fus obligé de me reposer deux fois. La térébration de la pierre est une opération très-fatigante pour l'opérateur, lorsque le calcul est d'une composition dure; tout son système musculaire est en action, pendant qu'il brise la pierre. Durant le broiement, le malade n'éprouvait aucune douleur; il discourait avec moi sur les phénomènes que les vibrations et la crépitation de l'entamure de la pierre déterminaient dans l'intérieur de la vessie. Tant que le calcul reste retenu au milieu du liquide, qu'il n'est point mis en contact avec les parois de l'organe, le temps du broiement n'excite aucune souffrance.

THÉORIE DU BROIEMENT DE LA PIERRE DANS LA VESSIE.

L'action mécanique d'une opération qui a pour but de détruire l'agrégation moléculaire d'un corps donné dans la vessie, pour le réduire en portioncules d'un diamètre tel qu'elles puissent être éliminées par le conduit excréteur de l'urine, à la faveur de la force coutractile de cet organe, cette action, dis-je, s'exerce suivant les lois d'une théorie, pour l'exposition de laquelle nous supposerons un calcul d'une forme sphérique, d'une grosseur et d'une densité moyennes.

1°. *Pulvérisation.* — Le perforateur, pénétrant dans la masse du calcul, produit une déperdition de substance, en pratiquant un trou cylindrique dirigé de la circonférence vers le centre *t, r, q, z*, pl. 3, fig. 1. Le diamètre de cette entamure est égal à celui de la circonférence que décrit le lithotriteur dans ses mouvemens de rotation ; le résultat de cette première attaque est une matière fine qui se mêle aux urines, les rend troubles comme de l'eau vaseuse, et ne s'en sépare que par la précipitation.

2°. *Morcellement.* — Supposons actuellement que nous ayons pratiqué sur la surface de la pierre, suivant des directions différentes, plusieurs trous *b, a, c, d*, et *d, e, f, g*, dirigés de la circonférence vers le centre ; ce corps ayant éprouvé une grande déperdition de substance, et se trouvant en partie creusé dans son intérieur, représentera alors une espèce de coque formée par des arcs de pierre. Lorsque la gaîne serrera fortement les branches sur cette coque, ou bien ; que la main droite exercera sur elle une forte pression avec la tête dentée du foret, elle se démolira et pour ainsi dire tombera dans la vessie en gros *morceaux* ou *fragmens*.

3°. *Trituration.* — Mais le diamètre de ces fragmens pourra excéder celui du canal ; ils ne pourront donc enfiler le conduit excréteur avec le véhicule des urines. Alors un instrument d'une moindre dimension sera employé pour les ramasser partiellement, et les saisir entre les mors de la pince. La main droite fera agir sur eux la tête du lithotriteur pour les triturer et les écraser : si l'action de la main ne suffisait pas pour cette opération, il faudrait monter l'instrument sur le tour, et agir comme nous l'avons précédemment expliqué. La durée du broiement de la pierre sera toujours en raison de sa dureté.

4e Temps.

Après avoir laissé tomber la pierre des branches, comme je vous l'ai exposé ci-dessus, je poussai en avant le stylet, serrai la gaîne sur le litholabe, en ayant soin de mettre toutes les pièces de l'instrument dans le même rapport qu'elles avaient au moment de son introduction dans la vessie ; puis je retirai celui-ci, en lui imprimant des mouvemens inverses de ceux par lesquels il avait été introduit.

Aussitôt le malade se leva de son lit et urina abondamment : le liquide était trouble, bourbeux, et avait charrié environ une cuillerée à café de débris assez gros de calculs. L'urine, en se reposant, laissa précipiter dans le fond du vase la partie la plus grossière de la pulvérisation, tandis que les molécules les plus ténues restèrent en suspension dans le liquide. On ne peut, d'ordinaire, conserver cette dernière partie de la pierre que par l'évaporation. Les détritus continuèrent à être expulsés toute la journée, et même le lendemain. Aucune goutte de sang n'altéra la limpidité de l'injection mêlée à l'urine, ce qui me confirma que la membrane de la vessie n'avait point été lésée.

Je prescrivis un bain de siége *illicò*, des fomentations émollientes sur la région hypogastrique, des boissons diurétiques et adoucissantes, telles que l'eau de veau et le petit-lait, ainsi qu'un régime convenable.

Messieurs Vézian et Auguste Dodejos, élèves en médecine, mes aides, étaient présens à cette séance.

Le malade satisfait, et convaincu que sa pierre avait déjà été entamée sans qu'il eût couru le moindre danger, passa parfaitement la journée et la nuit suivante. Jusques à la séance prochaine il ne se présenta aucun signe de fièvre, ni aucun phénomène morbide qui mérite d'être noté. Le lendemain et le surlendemain de cette opération, le malade se promenait sur les bords de la rivière, comme s'il n'eût rien éprouvé.

La pierre étant broyée dans la vessie, et le soin de son élimination étant confié à la nature, on pense généralement que c'est le cours des urines qui est chargé de cette expulsion. Je ne partage pas complètement l'opinion commune à cet égard. Je suppose qu'il se passe dans cette évacuation une action vitale de l'organe qui n'a pas été encore signalée, et que les urines soient en grande partie passives dans ce cas. Écrasez une pierre avec un marteau, jetez la brisure dans un vase inerte rempli d'eau; d'après les lois de la gravitation, tous les morceaux devront se rendre au fond du récipient. Décantez ensuite : le corps étranger restera dans la partie la plus déclive du vase. En conséquence de cette loi physique, la pierre brisée dans la vessie devrait se rendre dans son fond lorsque l'urine a été expulsée par la contraction du viscère ; les morceaux devraient rester au devant du col, puisque la prostate forme une élévation au moins d'un pouce au-dessus du trigone vésical, ce qui produit une espèce de cul-de-sac. Les choses sont loin de se passer ainsi dans l'opération de la Lithotritie. Dès que l'instrument est retiré, la vessie expulse des morceaux assez gros de la pierre. Quoique le malade reste au lit, dans une position horizontale, le soir, le lendemain, même les jours suivans, le phénomène d'expulsion des gros fragmens continue d'avoir lieu. Comment ces corps sont-ils tenus en suspension dans le liquide, pour être entraînés avec lui ? ne serait-ce pas par l'effet d'une ondulation vitale que la vessie communique au liquide au moment où la nature veut produire l'excrétion ? ce liquide n'entraîne-t-il pas dans ce mouvement les portioncules du calcul placées dans son fond pour les tenir en suspension, comme cela arrive quand on remue un liquide qui tient une substance dissoute et qui s'est précipitée? Mais cette théorie est en opposition avec l'action physiologique de la vessie, telle que la décrivent les auteurs. Cet organe se contracte, disent-ils, de haut en bas, son basfond restant neutre dans cette contraction musculaire.

Quoi qu'il en soit, voilà les réflexions que l'expérience m'a suggérées, et que je livre à des méditations ultérieures.

Quelque soin que j'aie cherché à porter dans l'exposition des différens temps qui constituent l'art de saisir le calcul et de le réduire en fragmens, je n'ai pu décrire une foule de nuances à donner à la manœuvre, selon les formes diverses de la pierre, sa position, l'état pathologique des vessies; mais les modifications de cette espèce seront facilement exécutées par quiconque est doué du génie et du tact chirurgical : il en est de ces particularités comme des sensations, elles ne se décrivent pas.

Voilà, mon jeune ami, l'exposé des principes élémentaires, par la connaissance desquels vous pourrez arriver plus facilement à pratiquer la Lithotritie. Mais, prenez garde, n'allez pas vous imaginer que ce soit une opération très-simple et très-facile dans son exécution. Je vous le répète, elle exige beaucoup de finesse dans la main, du génie et de l'habileté, qualités essentielles que doit réunir celui qui entreprend la pratique des hautes opérations chirurgicales. Méditez bien ce sujet, et exercez-vous sur les cadavres avant d'opérer sur l'homme malade. Il serait fâcheux que cette admirable opération, pratiquée par des mains inhabiles et des personnes peu instruites, perdît de son crédit dans l'opinion publique et fût frappée d'anathème. Je connais à Paris quelques praticiens du plus haut mérite, qui m'ont communiqué leur crainte à cet égard : je fais des vœux pour que l'impéritie et l'abus, si funestes en médecine, ne viennent pas ternir l'éclat de cette précieuse découverte. Sachez vous préserver de toute prévention, et agissez toujours avec précision, prudence et sagesse.

La dextérité, cette qualité si précieuse, pour ne pas dire si indispensable en chirurgie, se perfectionne, s'accroît sans doute par la pratique; mais ce n'est pas la pratique, c'est la nature qui dispense ce talent ainsi que tous les autres, et l'on naît chirurgien comme l'on naît poëte. On peut donc appliquer à celui qui voudrait embrasser la pratique de la grande chirurgie sans posséder ce qu'on pourrait appeler l'*instinct chirurgical,* ce que le législateur du Parnasse adressait aux mauvais poëtes (1).

Écoutez donc la voix de cette sorte de sens intérieur, c'est le conseiller le plus sage ; c'est ce sentiment qui enhardit le véritable opérateur, et le porte naturellement à ne pas craindre les difficultés, parce qu'il lui donne la force de les vaincre, tandis que l'absence de ce sentiment, agissant en sens contraire, éloigne des opérations un peu difficiles.

Adieu.

P. S. Vous recevrez, en appendice à cette lettre, les propositions suivantes :

PROPOSITIONS RELATIVES A LA PRATIQUE DE L'OPÉRATION DE LA LITHOTRITIE.

1°. Vous ne ferez subir l'opération de la Lithotritie qu'aux calculeux qui se trouveront dans des conditions favorables, lesquelles sont, premièrement, l'absence des complications de maladies générales graves ; et, en second lieu, le bon état actuel des divers organes dont se compose le système urinaire.

2°. Ayez pour principe, en Lithotritie, de n'in-

(1) Boileau, *Art poétique*.

troduire jamais le lithontripteur dans la vessie, soit pour chercher, saisir le calcul ou ses fragmens, soit pour explorer simplement cet organe, sans préalablement avoir fait une injection d'un liquide tiède, afin de distendre ses parois, si l'accumulation de la sécrétion de l'urine n'a pas déjà produit cette distension.

3°. Si, pendant l'opération, soit par défaut de précision dans l'ajustement de l'instrument, soit par un relâchement du col de la vessie, ou bien enfin par une surirritation de l'organe, les urines ou le liquide injecté s'écoulaient, retirez promptement l'instrument avant que ce viscère soit entièrement vidé; faites une nouvelle injection pour recommencer l'opération, ou bien ajournez-la.

4°. Comme tout malade qui se soumet à l'opération éprouve des craintes, vous ferez la première séance de courte durée, et vous vous appliquerez à ne produire que peu de douleur. Dans les séances subséquentes, le sujet se mettra entre vos mains avec une entière confiance, surtout si vous avez déjà attaqué la pierre, et s'il en a expulsé des détritus.

5°. La forme, le volume et la densité du calcul; la forme, la capacité et l'état morbide de la vessie, ne sont pas les mêmes chez tous les malades. La première séance doit vous faire acquérir des données qui régleront vos déterminations dans les opérations suivantes. A la première séance, je dis familièrement au malade : *Je vais faire connaissance avec votre vessie et le calcul.* Quand je le saisis heureusement, je profite de la circonstance pour l'attaquer.

6°. Si le malade est dans un état de contraction musculaire, de spasme ; si le calcul est d'un fort volume, que le malade exprime de violentes souffrances, et que la pierre soit mal située, ne vous obstinez pas dans des tentatives infructueuses et douloureuses : vous différerez l'opération ; sans doute vous serez plus heureux une autre fois.

7°. Toute vessie qui recèle un calcul est, jusqu'à un certain point, malade. Si la modification morbide n'atteint que la muqueuse vésicale, en détruisant la pierre, elle guérit promptement.

8°. Si la vessie est dans un état d'irritation aiguë, il faut combattre ce mode morbide par les moyens appropriés, et ramener l'organe dans un état plus normal, afin de tenter avec plus d'avantage le broiement du calcul. Il est certain mode d'irritation propre à quelque vessie, qui défend d'y toucher.

9°. La vessie, étant racornie, ne recevra pas l'injection qui doit distendre ses parois ; cette dégénérescence organique contre-indique l'application de la Lithotritie. Il faut tailler le malade.

10°. Une contraction spasmodique de la vessie peut empêcher l'injection d'être reçue dans sa cavité, et d'en produire la distension. Ce cas advient chez les calculeux qui font des exercices violens, ou qui entreprennent des voyages ; le roulement du corps étranger dans l'intérieur de l'organe est cause de cet accident. Il faut apprendre à distinguer cette dernière lésion du racornissement par l'appréciation rigoureuse des signes qui sont propres à ces deux états.

11°. La courbure très-prononcée du canal de l'urèthre, un vice de conformation de l'arcade du pubis, un développement trop considérable de la glande prostate, sont des circonstances qui contre-indiquent le broiement de la pierre.

12°. Les rétrécissemens du canal de l'urèthre acquis ou congéniaux, doivent être préalablement détruits par les moyens que la science vous indique. Le traitement de ces sortes de coarctations deviendra la préparation de la Lithotritie.

13°. Tant qu'un fragment de pierre, quelque petit qu'il soit, restera dans la vessie, lors même qu'il aura échappé aux recherches faites dans cet organe avec le lithontripteur, dont on aura fait développer les branches, le malade éprouvera des symptômes qui attesteront la présence du corps étranger.

14°. La reproduction du calcul résulte d'une

diathèse lithique, spéciale, constitutionnelle. Il importe de ne pas confondre ce cas avec celui dans lequel le chirurgien qui a pratiqué la Lithotritie aurait laissé dans la vessie un fragment du corps étranger, qui serait devenu le noyau d'une nouvelle pierre (1).

15°. La Lithotritie peut être pratiquée dans toutes les saisons, dans tous les climats : quand elle est exécutée avec dextérité, elle ne peut faire encourir aucun danger au malade.

(1) Tout opérateur qui pratiquera la Lithotritie avec le soin convenable, pourra toujours éviter un pareil accident.

SEPTIÈME LETTRE.

Bordeaux, 1828.

Suite de l'observation précédente. — Journal des séances subséquentes.

2e. *Séance* (25 *juillet*). Quatre jours après la première opération, le malade étant dans un bon état, plein de courage et de contentement, je procédai à la deuxième séance d'après les principes que je viens de vous exposer. La difficulté de l'introduction de l'instrument dans le méat urinaire m'obligea d'exercer la même compression que la première fois. J'arrivai ensuite avec facilité dans la vessie, saisis, et morcelai la pierre à trois reprises. J'éprouvai un peu plus de difficulté à la charger dans cette seconde tentative, à la suite de laquelle le malade rendit beaucoup de détritus. Pas une goutte de sang ne compliqua l'opération, qui dura quinze minutes, et à laquelle assistèrent MM. les docteurs Nouvel fils,

Bonnet, Perrin et Pouget ; il ne survint ni fièvre ni accidens consécutifs.

3e. *Séance* (4 *août*). Depuis la dernière application le malade avait senti quelque légère amélioration dans son état habituel de souffrance ; je procédai à l'opération, saisis et broyai trois fois le calcul dans l'espace de vingt minutes. Elle eut pour résultat une expulsion abondante de brisures de pierre ; il n'y eut aucun écoulement de sang. La journée, la nuit et le lendemain se passèrent à merveille. MM. les docteurs Paillou, d'Olivéra, Boucher de Vitré, Chansarel et M. Ravezie, négociant, étaient présents à cette séance.

4e. *Séance* (9 *août*). Au moment de commencer l'opération, le malade m'apprit qu'il n'avait point uriné de la nuit comme à son habitude, et qu'il avait éprouvé une irritation douloureuse dans le canal de l'urèthre. Cet état était accompagné d'un malaise général ; ces accidents me laissèrent un moment indécis pour savoir si je devais continuer ou ajourner le broiement. Je fus enfin déterminé à le pratiquer par la confiance que me manifestait le malade ; j'avais l'intention de ne faire qu'une courte séance. M. Angaut appréhendait beaucoup le passage du lithontripteur à travers le méat urinaire, passage qui jusques à ce jour avait produit une douleur assez intense, bien que j'eusse mis préalablement en usage les corps dilatans contre l'obstacle dont j'ai parlé. J'incisai le rétrécissement avec un bistouri droit et étroit, à l'extrémité duquel j'avais adapté une petite boule de cire pour garantir les parois du canal. Cette incision, permit d'introduire l'instrument avec plus de facilité : arrivé à la partie membraneuse du canal de l'urèthre, je sentis le contact d'un corps dur qui fuyait devant l'extrémité antérieure du lithontripteur, au fur et à mesure qu'il pénétrait. Cela me fit supposer qu'un fragment de calcul s'était engagé dans le conduit urinaire, ce qui m'expliquait la gêne de l'émission des urines pendant la nuit, et la cause de l'irritation que le malade avait ressentie. Arrivé dans la vessie, je saisis deux morceaux de pierre et les broyai ; le calcul principal se tint constamment au dessous du col de la vessie et en deçà des branches. Je ne pus le saisir dans cette position. La séance ne dura que dix minutes ; elle eut pour résultat une moindre quantité de détritus que dans les précédentes. Le malade rendit des urines sanguinolentes, et n'éprouva aucun accident consécutif. Mon honorable ami, le docteur Grateloup, et M. le chevalier de La Borde, officier de la marine royale, assistèrent à cette séance.

5e. *Séance* (16 *août*). Cette cinquième tentative ne présenta rien de remarquable ; j'introduisis l'instrument avec facilité, je saisis et broyai le calcul jusqu'à cinq fois. La recherche et le chargement du corps étranger furent un peu plus douloureux que de coutume ; néanmoins il ne survint ni hémorrhagie, ni fièvre, ni aucun autre accident consécutif. Le lendemain le malade se promenait comme s'il n'avait rien éprouvé la veille ; à cette époque la diminution progressive de ses souffrances portait de jour en jour dans son âme un contentement extraordinaire. A l'issue de cette séance, il rendit beaucoup de détritus parmi lesquels étaient des morceaux plus gros que ceux qui avaient déjà été expulsés ; j'en attribuai la cause à un nouveau lithotriteur que j'avais fait construire à Bordeaux, par suite de la lenteur avec laquelle j'entamais la pierre en me servant de ceux que j'avais apportés de Paris. Cette séance dura vingt-cinq minutes, et eut lieu en présence du docteur Blondeau, médecin de la maison de détention de Cadillac, qui était venu exprès pour voir l'opération de la Lithotritie.

6e. *Séance* (21 *août*). Depuis la veille j'avais dilaté le méat urinaire avec de grosses sondes de gomme élastique. J'introduisis l'instrument avec facilité, saisis et broyai quatre fois le calcul avec assez de peine. Le malade expulsa des fragmens de pierre de la grosseur de petites lentilles. Il ne survint ni hémorrhagie, ni fièvre ; le soir il était parfaitement calme. M. de Lamourous, fils, avocat, était présent à l'opération.

7e. *Séance* (28 *aout*). La coarctation du canal présentant de nouvelles difficultés, je l'incisai pour arriver librement dans la vessie avec le lithontripteur. Je saisis et morcelai plusieurs fragmens de calcul; le malade en rendit d'aussi gros que la dernière fois. Il éprouva un accès de fièvre éphémère, qui fut caractérisée par un léger mal de tête et une chaleur anormale. Un fait digne d'être noté, c'est que les urines charrièrent des sédimens jusqu'à la séance suivante. MM. les docteurs Ducasse, Vénot, et M. J. Arago, assistèrent à cette opération.

8e. *Séance* (5 *septembre*). Nouvelle incision du rétrécissement : lorsque le lithontripteur fut arrivé à la partie prostatique du canal, la contraction spasmodique du col de la vessie s'opposa à son introduction. Pour vaincre cette difficulté, je fis changer le malade de position, et la sonde pénétra de suite par le relâchement qui s'opéra dans les organes contractés. Je ne saisis et broyai que deux morceaux de calculs. La séance fut laborieuse et dura trente minutes; pas une goutte de sang ne teignit les urines. Il survint consécutivement un accès de fièvre en chaud et en froid, qui dura quelques heures. Le jour de l'opération et le lendemain, le malade rendit des fragmens de pierre qui étaient de la grosseur de petites fèves de haricots. MM. les docteurs Pujos, Pouget et Cazenave, médecin à Cadillac, assistèrent à cette séance.

9e. *Séance* (11 *septembre*). Nouvelle incision de l'obstacle, après laquelle j'introduisis l'instrument, saisis et écrasai des fragmens à différentes reprises. Les recherches furent douloureuses et laborieuses pendant cette séance, qui dura 35 minutes ; une heure après il survint un accès de fièvre éphémère, qui se dissipa avant la nuit. Parmi les gros morceaux que le malade rendit, on en observait un de la grosseur d'un petit haricot, qui portait l'empreinte circulaire que le lithotriteur exerce sur la pierre quand il est mis en action. M. Laurent, aide-major à l'hôpital militaire de Bordeaux, un sous-aide du même hôpital, et M. Catherineau, chirurgien, étaient présens.

10e. *Séance* (15 *septembre*). Jusqu'à ce jour la santé du malade a éprouvé une amélioration progressive très-satisfaisante. Tous les phénomènes dépendant de la présence du calcul dans la vessie sont diminués, et quelques-uns se sont même dissipés. Le malade au comble de la joie, et ranimé par l'espoir prochain d'une complète guérison, supporte courageusement les douleurs passagères de l'opération.

Le cathétérisme ordinaire ne m'ayant fait

reconnaître que des fragmens de pierre dans la vessie, cette fois j'employai le lithontripteur de deux lignes et demie de diamètre. Je saisis plusieurs des fragmens ; deux furent broyés au moyen de l'arc, les autres furent écrasés avec le lithotriteur dirigé seulement par la main. Ces recherches minutieuses procurèrent plus que de coutume des douleurs dans la vessie. La séance dura trente minutes. Après le bain que le malade prit immédiatement, il survint un accès de fièvre assez intense. Un morceau de calcul, entraîné par les urines, fut retenu dans le canal, au lieu du rétrécissement dont je vous ai tant de fois entretenu. Le malade fit inutilement de violens efforts pour l'expulser, et la fièvre redoubla. Mais, dans la soirée, il survint une détente, le corps étranger s'échappa, l'état d'irritation générale et locale cessa, et la nuit fut calme. Le lendemain le malade éprouva une grande lassitude générale, suite naturelle de la réaction, et le surlendemain il reprit ses forces ordinaires.

Le 23 septembre, M. Angaut, se trouvant dans un état très-satisfaisant, partit de chez lui à cinq heures du matin pour aller assister à la messe dans la paroisse Saint-Michel ; il avait négligé de prendre son suspensoir, ainsi que je l'avais ordonné. Après cet office, il parcourut la ville pour visiter ses connaissances, marcha et se fatigua beaucoup, de telle sorte que, rentré dans son domicile, il éprouva des douleurs sourdes dans les testicules. Bientôt ces organes se tuméfièrent et la fièvre survint; le lendemain je vis le malade; les traits de sa face étaient altérés, il y avait céphalalgie sus-orbitaire, la circulation était très-active, le pouls fort, tendu, rebondissant, le testicule du côté gauche était gonflé et douloureux. Les douleurs se propageaient jusque dans la région des reins, et celle de la vessie était sensible à la pression. Je prescrivis l'application de douze sangsues sur la partie affectée, des fomentations émollientes sur le bas ventre, des lavemens émolliens, une tisane adoucissante et rafraîchissante, des cataplasmes de farine de graine de lin appliqués sur le testicule, des bains, la diète absolue et le repos.

Dans la soirée, les douleurs avaient considérablement diminué; cette amélioration continua pendant les journées du 24 et du 25. Le 26, il y eût une détente générale, les douleurs de la région hypogastrique et du testicule étaient entièrement dissipées. L'engorgement de ce dernier néanmoins persista; les urines, qui, pendant cet état pathologique, laissaient précipiter une matière muqueuse, redevinrent claires. Je fis continuer le même régime et les mêmes moyens.

Le malade se trouvait parfaitement, lorsque, dans la nuit du 29 au 30, une douleur rhumatismale à laquelle il est sujet se déclara avec intensité au genou gauche. Je le visitai dans la matinée du 30 : l'articulation était engorgée, rouge et douloureuse ; il y avait impossibilité de mouvoir le membre ; je fis l'application du bdellomètre scarificateur du docteur Sarlandière, qui me procura une saignée locale abondante ; je fis poser encore des cataplasmes émolliens sur la partie. Dans la journée le malade prit un bain, fit des fumigations sur le membre rhumatisé, garda la diète et fit usage d'une boisson adoucisssante. Cette maladie se dissipa promptement et le testicule revint à son état normal.

11e *Séance* (8 *octobre*). Aussitôt que j'eus pénétré dans la vessie, ayant rencontré un gros fragment de pierre qui était placé au-dessous du col, je le saisis et l'écrasai au moyen de la main seulement. Je repris le corps étranger pendant trois fois ; la séance dura quinze minutes. Au premier jet d'urine le malade rendit le détritus résultant de cette opération, sans que le liquide fût teint de sang. Dans la soirée, il expulsa un fragment gros comme un petit haricot. Trois jours après l'opération, les urines entraînèrent un second morceau de pierre de la grosseur d'une fève. M. Michel, opéré de la pierre, à

Paris, par le docteur Civiale, assista à cette séance.

12e *Séance* (15 *octobre*). Tous les phénomènes et les douleurs que la présence de la pierre produisait ordinairement dans la vessie et le rectum, et sympathiquement dans le canal de l'urèthre, avaient presque entièrement disparu.

La séance de ce jour ne présenta rien de particulier. Je ramassai plusieurs fragmens de pierre que je broyais tantôt au moyen de l'arc, tantôt en les écrasant contre les mors de la pince avec la tête du lithotriteur. A la suite de cette séance, qui dura douze minutes, les urines charrièrent beaucoup de détritus : un morceau de calcul s'engagea dans le canal, et comme son diamètre dépassait celui du point rétréci, il s'arrêta près du méat urinaire. Le malade prit alors une abondante quantité de boissons diurétiques. Au moment où la vessie expulsait les urines, il contractait fortement les muscles abdominaux pour seconder les efforts de cet organe, et donner plus de force à la projection de la colonne du liquide. Il parvint ainsi à expulser le corps étranger.

13e *Séance* (22 *octobre*). A cette époque, M. le professeur Delpech, de Montpellier, dont je m'honore d'avoir été l'élève, se rendit à Bordeaux pour y présider le jury médical du département, et voulut bien assister à cette séance.

Avant l'opération, il m'avait exprimé des opinions peu favorables à la Lithotritie, qu'il regardait comme dangereuse et entachée du péril de pincer les parois de la vessie. L'expérience vint heureusement dissiper ses craintes.

Après avoir injecté la vessie, je priai cet illustre opérateur de s'assurer par lui-même de l'existence du calcul : immédiatement après j'introduisis le lithontripteur avec aisance ; je cherchai d'emblée le calcul, le morcelai et le triturai à cinq reprises dans l'espace d'un quart d'heure. L'instrument ayant été retiré, je le remis entre les mains de M. Delpech, qui fut bien convaincu qu'il ne portait ni lambeaux de membrane, ni aucune trace de sang. Le malade se leva à l'instant, rendit des urines qui n'étaient altérées par le moindre atome de sang, et qui charriaient les sédimens de la pierre. MM. Boyer, secrétaire de M. Delpech, le docteur Pouget, Guimard fils, pharmacien, et mes aides MM. Vezian et Dodejos, assistèrent à cette séance. A son issue, je ne pus qu'être flatté des éloges que le célèbre professeur de Montpellier se plut à me donner sur la manière dont je venais d'exécuter l'opération.

14e *Séance* (29 *octobre*). Depuis quelque temps tous les symptômes un peu graves, produits par la présence d'un corps étranger dans la vessie, n'existaient plus chez le malade ; seulement après qu'il avait uriné, il éprouvait un léger picotement au bout du gland, signe pathognomonique qu'il restait encore quelques débris du calcul dans le viscère. J'introduisis donc le lithontripteur, je ramassai plusieurs fragmens que j'écrasai contre les mors de la pince. Cette fois, comme dans les autres séances antécédentes, le malade ne rendit pas une goutte de sang, et les urines entraînèrent une plus grande quantité de gros fragmens du calcul qu'elles ne l'avaient encore fait. Dès le soir même, toute espèce de symptômes d'un corps étranger dans les organes urinaires disparut, et depuis ce moment la guérison de M. Angaut fut entière et complète. M. le docteur Juge, et M. Belin, pharmacien, assistèrent à cette dernière séance.

Le 6 novembre, bien que le malade fût dans un état de santé parfaite, et qu'il n'éprouvât aucun symptôme de sa maladie, pour la sécurité de ma conscience, je fis dans la vessie des recherches minutieuses au moyen du lithontripteur, dont j'avais fait dilater les branches. Quels que fussent mes soins dans cette perquisition, je ne rencontrai aucun vestige de corps étranger. Le malade avait regardé cette précaution comme inutile, tant, disait-il, il se regardait comme entièrement guéri.

Vous venez, mon ami, de lire une observation

très-curieuse de Lithotritie. Pendant les quatorze séances que la destruction du corps étranger a exigées, la vessie n'a jamais été pincée, et jamais une seule goutte de sang n'est venue teindre les urines. Je n'ai rien négligé pour donner à cette observation tous les développemens qui m'ont paru nécessaires, au risque de paraître prolixe. La vérité m'en imposait le devoir. Aussi ai-je cité à dessein toutes les personnes qui m'ont vu opérer : leur témoignage sera irrécusable. Depuis cette époque, M. Angaut est exempt de toute espèce de souffrances ; il a acquis beaucoup d'embonpoint et repris ses pénibles travaux dans le chantier de construction de navires de M. Lestonat, de Bordeaux.

Nota. Un phénomène fort singulier et fort curieux, que les fonctions des organes urinaires ont présenté à mon observation, depuis le terme de cette cure jusqu'au moment où je livre cet écrit au public, c'est que les urines n'ont cessé de charrier une matière vaseuse, de couleur briquetée, dont les molécules sont tellement ténues, qu'elles échappent presqu'à l'œil qui les examine. Le liquide étant reposé et refroidi, cette substance, tenue en suspension, se précipite sur la surface interne du vase en se déposant également et sur les côtés et sur le fond.

Si l'on décante les urines, cette espèce de *gluten lithique* reste fixée sur les parois du récipient. Lorsque l'individu fatigue beaucoup, il rend une quantité plus abondante de cette matière anormale. S'il fait usage de boissons diurétiques, s'il garde le repos, celle-ci devient, au contraire, moins copieuse.

La particularité que je signale a laissé jusqu'à ce jour mon esprit dans le vague des conjectures. Je me borne à vous la rapporter, sans avoir la prétention de vous en expliquer les causes précises. Il est des phénomènes que je me contente d'observer, et devant l'explication desquels je m'arrête, de peur de m'égarer, comme cela arrive trop souvent quand on veut pénétrer les mystères de la nature.

Adieu.

HUITIÈME LETTRE.

Bordeaux, 1828.

CAS COMPLIQUÉS.

Dans ma dernière lettre, je vous ai entretenu, mon ami, d'un cas très-favorable à l'application de la Lithotritie; mais nous sommes loin de marcher toujours dans une route aussi unie; il se présente malheureusement, au contraire, une foule d'obstacles et de complications qui forcent le praticien de modifier les moyens opératoires. Ainsi, dans les maladies calculeuses, l'état morbide de l'appareil génito-urinaire, le volume, la forme, la densité et le nombre des calculs, vous imposeront des changemens dans les procédés, et quelquefois tromperont vos espérances. Les observations que je vais vous rapporter nous fourniront des preuves de ce que j'avance.

Deuxième observation.

M. Dupuis, de Bordeaux, âgé de soixante dix-huit ans, demeurant chemin de Bayonne, n° 38, d'un tempérament sanguin-nerveux, d'une bonne constitution, exempt de cette foule d'infirmités, attribut ordinaire de la vieillesse, rendit, il y a environ cinq ans, par le canal de l'urèthre, des graviers de forme sphérique, de la grosseur de petits pois. Il y a trois ans qu'il éprouva les symptômes pathognomoniques de la présence d'une pierre dans la vessie. Il ne fut point sondé, se contenta de vivre de régime et d'éviter toutes les causes qui auraient pu augmenter ses souffrances.

Dans le mois d'août 1828, M. Dupuis réclama mes soins. J'explorai la vessie, et constatai la présence de plusieurs calculs : après la préparation d'usage, je procédai à l'opération de la Lithotritie, le 16 septembre, en présence de MM. les docteurs Bouché de Vitrai et Sainmartin. Le malade fut placé sur mon lit mécanique ; j'injectai la vessie ; puis, faisant faire la culbute au malade pour déplacer le corps étranger du col, je le ramenai ensuite dans une position presque horizontale pour introduire le lithontripteur. Cette introduction fut facile, malgré un engorgement sensible de la prostate.

Les branches étant déployées, je leur fis exécuter quelques mouvemens pour déterminer la position des calculs. Le cliquetis qu'elles occasionèrent confirma mon premier diagnostic. Je saisis une pierre d'emblée et l'attaquai ; je la lâchai et la repris de nouveau ; je ramassai ensuite plusieurs fragmens, que j'écrasai entre les mords de la pince. Cette première séance dura quinze minutes ; le malade rendit des urines légèrement sanguinolentes, entraînant des morceaux de pierre, du volume d'une lentille, de nature friable et de couleur blanchâtre. Dans la journée, il ne survint aucun symptôme fébrile. M. Dupuis ressentait seulement un peu de cuisson au col de la vessie et dans le canal de l'urèthre, lors du passage des urines ; la nuit se passa comme d'habitude. Le lendemain, il était levé depuis six heures, ayant déjeûné à six et demi, quand je le visitai. Durant cette journée, la vessie continua d'expulser des débris de la pierre, ce qui n'empêcha pas le malade de se promener dans le voisinage.

Le 20 du même mois, je fis une nouvelle tentative de broiement, en présence de MM. les docteurs Nouvel fils et Sainmartin. Le malade fut placé sur son lit ordinaire, dans une position horizontale, le bassin soulevé au moyen d'une couverture ployée en plusieurs doubles. Je pénétrai facilement dans la vessie avec le lithontripteur.

Arrivé dans cet organe, l'extrémité antérieure de l'instrument heurta contre un corps mollasse placé vers la partie moyenne ; j'en éprouvai de la surprise, attendu que, dans la séance précédente, rien de semblable n'avait pu me faire présumer l'existence de quelques fongosités dans la vessie. Je m'enquis auprès du malade s'il avait pris un lavement avant l'opération, ainsi que je l'avais ordonné ; sur sa réponse négative, je pensai que les fèces, accumulées dans le gros intestin, soulevaient médiatement la vessie et produisaient cette disposition anormale. Je donnai moins de saillie aux branches, et je les ramenai vers le col, où naturellement les calculs étaient placés, d'après la position de la vessie déclive de haut en bas. Je les saisis et broyai plusieurs fois, mais avec plus de difficulté que je n'en avais rencontré dans la dernière séance.

En fermant le litholabe, j'éprouvai une résistance en cherchant à faire converger les branches ; j'essayai d'imprimer un mouvement de rotation sur son axe à l'instrument, mais je sentis que le crochet de la branche droite avait accroché une bride. Tenant le lithontripteur dans une position horizontale, je ramenai la gaîne en arrière, et je retirai fortement le foret, de manière que les trois tubercules placés sur ses côtés, s'appuyant sur la face interne des trois branches, forçaient ces dernières à se dilater davantage. Je fis ensuite exécuter au litholabe un mouvement de quart de rotation, de manière à porter la branche droite de bas en haut, suivant une ligne circulaire. Cette tentative ayant eu un plein succès, je fermai l'instrument, et je le retirai de la vessie.

La séance dura vingt-cinq minutes; elle fut fatigante et douloureuse pour le malade, qui éprouva quelques instans après une syncope, déterminée plutôt par le besoin de prendre des alimens que par l'opération. Un bouillon, administré aussitôt qu'il eut repris l'usage de ses sens, lui rendit son énergie, et il put rendre ses urines, qui étaient un peu sanguinolentes, et entraînaient des détritus de la pierre. Un bain de siége, des embrocations émollientes sur la région hypogastrique, des boissons mucilagineuses, et le repos furent ordonnés.

Un accès de fièvre en froid se déclara bientôt après; il fut suivi de la période de la chaleur, qui dura toute la nuit suivante. L'émission des urines continua de procurer des cuissons au col et dans le canal. Le régime antiphlogistique fut maintenu pendant trois jours, à la suite desquels tous les symptômes de l'irritation locale consécutive se calmèrent, et tout rentra dans l'ordre normal.

Par suite de cette seconde séance, M. Dupuis rendit beaucoup de détritus, parmi lesquels on obsèrvait de gros fragmens ; l'un d'eux qui pesait neuf grains, fut cependant rendu sans douleurs. Douze à quinze jours après l'opération, le malade étant sur le lieu d'aisance, expulsa quatre gros morceaux de pierre, qu'il ne put conserver. La douleur que leur passage occasionna dans le canal de l'urhètre les lui fit estimer plus gros que tous ceux qu'il avait déjà expulsés.

L'état de M. Dupuis s'était déjà singulièrement amélioré ; tous les symptômes qui constataient la présence de la pierre avaient presque disparu, lorsque tout-à-coup il se déclara une métastase rhumatismale sur les extrémités inférieures, aux articulations fémoro-tibiales.

Ce fut à cette époque que MM. Lordat et Kunholtz vinrent à Bordeaux. Ces médecins désiraient vivement voir pratiquer l'opération du brisement de la pierre ; de mon côté, je tenais beaucoup à la leur faire apprécier ; mais cet incident m'en empêcha. M. le doyen de Faculté de Montpellier, qui a beaucoup applaudi à la découverte de la Lithotritie, n'ayant pu être témoin de son application, voulut bien du moins s'enquérir par lui-même des avantages que MM. Angaut et Dupuis en avaient retirés. Après avoir questionné ces malades, voici les paroles flatteuses qu'il m'adressa : *Mon ami*, me dit-il, *je ne crains plus désormais la pierre; si elle me survenait*, *à moi, aux miens ou à mes amis, je suis certain dès à présent que vous pourriez nous guérir efficacement.*

Le 3 novembre, M. D., étant guéri de son affection rhumatismale, je procédai à une nouvelle séance, à laquelle assistèrent MM. Nouvel fils et Sainmartin, et Auguste Dodejos, mon aide. La vessie étant remplie d'une décoction émolliente, j'introduisis une algalie dont le bec fut conduit dans différens sens. Aucune trace de corps étranger ne se présenta à la recherche de l'instrument explorateur. Les arrêts que l'extrémité de la sonde rencontra dans les mouvemens que je lui imprimai, me firent penser qu'il devait exister sur la membrane muqueuse, des fongus, des caroncules, ou des colonnes charnues. Les médecins présens s'assurèrent également du fait. L'algalie étant retirée, j'introduisis le lithontripteur que je développai. Les perquisitions faites dans l'intérieur de la vessie me procurèrent la satisfaction de n'y rencontrer aucun fragment du corps étranger. Mais cette dernière recherche confirma d'une manière évidente mon opinion sur l'existence de productions accidentelles dans ce viscère.

Après cette exploration, le malade, qui déjà n'éprouvait aucun signe de la présence de la pierre, descendit de son appartement, et dîna avec sa famille. Depuis cette époque, M. D...., n'a discontinué de se bien porter et de vaquer à ses affaires. Je le vois souvent, et toujours gai, malgré son grand âge.

Cette observation vous apprendra, mon ami, 1° que l'accumulation des matières fécales dans l'intestin rectum place la vessie dans une position vicieuse pour l'opération. Elle devra vous engager à veiller à ce que les malades que vous aurez à opérer aient auparavant évacué cet intestin. Si pareil événement me survenait dans ma pratique, je retirerais volontiers l'instrument de la vessie pour faire prendre un lavement au malade et procéder ensuite au broiement de la pierre.

2°. Ce fait vous prouvera encore que, malgré des colonnes charnues ou des végétations fongueuses accidentelles de la muqueuse vésicale, on peut parvenir, en agissant avec prudence, à détruire les calculs urinaires.

3°. Enfin, vous conclurez de ce cas que le grand âge des malades atteints de la pierre ne contre-indique pas l'application du broiement, si des lésions organiques profondes, ou des anomalies dans les organes urinaires, n'accompagnent pas la maladie principale qui réclame cette nouvelle opération.

Troisième observation.

M. Rollan, de Nérac, âgé de 52 ans, d'une

grande stature, d'une forte constitution, d'un tempérament sanguin, éprouvait depuis deux ans les phénomènes rationnels qui constatent la présence de la pierre dans la vessie. Dans le mois de septembre 1827, M. Rollan se rendit à Toulouse, auprès du très-habile opérateur M. le docteur Viguerie, qui sonda le malade, et le reconnut atteint d'un calcul mural et d'un engorgement considérable de la glande prostate.

Dans le commencement du mois d'octobre suivant, M. Rollan vint à Bordeaux pour réclamer mes soins et se soumettre à l'opération de la Lithotritie. Il souffrait beaucoup après l'émission des urines; leur refroidissement laissait déposer au fond du vase une grande quantité de mucosités. Le cathétérisme confirma le diagnostic déjà établi par notre honorable confrère M. Viguerie. Après la préparation d'usage, je pratiquai à deux reprises le broiement; à leur suite, le malade rendit beaucoup de détritus. La vessie et le col étaient très-irritables; la seconde tentative détermina une ischurie. Malgré cet état, M. Rollan voulut revenir chez lui pour affaire majeure. Une sonde de gomme élastique fut placée dans le canal et fixée à demeure. Il partit avec M. Cabiran, son médecin ordinaire, et arriva sans inconvénient à Nérac.

Plusieurs mois après, M. Rollan fut opéré de

la taille par M. Viguerie et fut guéri. Il y a quelque temps que j'ai eu le plaisir de voir ce médecin distingué, et de m'entretenir avec lui de ce cas de maladie. Il voulut bien me faire part d'une particularité curieuse qu'il avait observée, et que je ne dois pas négliger de consigner ici. Lorsque cet opérateur eut fait l'extraction de la pierre, il ne vit sur sa surface aucune entamure produite par l'action du foret. Par hasard, il appuya le manche d'un scalpel sur un point du corps étranger, qui s'écailla et se laissa déprimer sous cet effort. A son grand étonnement, il vit alors sortir, par le côté diamétralement opposé, un tampon cylindrique, qui laissa à sa place un trou rond, régulier, que j'avais pratiqué sur le calcul. Sans doute, cette matière était composée d'acide urique.

Cette observation vous prouvera que les urines continuaient à être saturées des élémens rudimentaires de la pierre. Mais, en vertu de certaines lois de l'agrégation moléculaire, ces mêmes élémens auraient-ils plus d'affinité pour les surfaces entamées que pour la périphérie du corps étranger? Quel mécanisme préside à ces opérations de *chimie lithique?* Comment s'est, pour ainsi dire, comblé le creux que le lithotriteur avait fait dans le calcul? La nature voudrait-elle réparer les atteintes de l'art jusque dans les corps inertes qu'elle produit au sein de l'organisation humaine? La physiologie de la *diathèse lithique* a-t-elle ses lois particulières comme la physiologie normale? Je vous soumets ces questions. Vous aurez la bonté de m'en donner la solution quand vous l'aurez trouvée, et que vous aurez le temps de me répondre à ce sujet.

En vous rapportant ce cas, il me fournit l'occasion de signaler à votre attention une observation pratique peu connue, et qu'il est bon de vous renouveler, quoique Deschamps (1) en ait déjà parlé. Lorsque l'algalie fut dans la vessie, elle ne me donna jamais la sensation d'une collision distincte. Je ne fus pas plus heureux avec les branches développées du litholabe. Cependant, chaque exploration me confirma la présence d'un corps dur dans ce viscère. Les mucosités abondantes et épaisses, dans lesquelles le corps étranger était plongé, émoussaient, du moins je le pense, le son métallique que transmettent les instrumens quand ils sont mis en contact immédiat avec le corps étranger. Ainsi, la collision, ce signe indispensable pour prononcer d'une manière certaine sur l'existence d'un calcul dans la vessie, ne peut être obtenue d'une manière évidente dans

(1) Deschamps, *Traité Prat. et Dogm. de la Taille*, t. 1er, pag. 185, éd. 1826, publ. par Bégin.

des cas semblables à celui-ci. Lorsque, d'ailleurs, tous les symptômes rationnels de la pierre existent, établissez votre diagnostic avec réserve, et attendez pour mieux éclairer votre religion.

Quatrième observation.

Lorsque l'universalité de l'appareil urinaire a été frappée de lésions organiques profondes; que la vessie a éprouvé une diminution dans sa capacité, par suite d'un épaississement de ses parois; qu'elle expulse des mucosités abondantes mêlées de pus; que l'engorgement de la glande prostate est très-prononcé; dans ces cas, si l'on parvient à broyer le calcul, le malade n'en conservera pas moins un état fâcheux de maladie, et ses infirmités persisteront. En voici un exemple :

Jean Léglise, âgé de 72 ans, d'une constitution forte et robuste, cultivateur du village d'Ambarès, près Bordeaux, éprouvait les douleurs de la pierre dans la vessie depuis quatre ans. Ce malade, à qui un chirurgien de son village avait prêté les œuvres de Desault, savait par cœur tout ce que ce chirurgien célèbre avait écrit sur la taille; aussi ne voulut-il jamais se soumettre à cette opération. *Il aimait mieux*, disait-il, *mille fois mourir!*

Ses souffrances continues prirent beaucoup d'intensité; sa constitution, primitivement forte, vigoureuse, fut détériorée. Au mois de décembre 1826, Léglise vint me consulter. Obligé de satisfaire à tout moment le besoin de rendre ses urines, elles sortaient en petite quantité, et laissaient déposer une grande quantité de mucosités très-épaisses, mêlées à une matière purulente, exhalant une odeur ammoniacale très-prononcée. Il avait souvent la fièvre ; il ne goûtait point de sommeil, avait peu d'appétit ; les digestions étaient laborieuses (il usait d'une nourriture commune). Ce malade portait deux hernies inguinales volumineuses.

L'état de ce malade et son âge avancé me firent rejeter l'emploi de la Lithotritie. Je lui proposai l'opération de la taille, qu'il refusa opiniâtrément, en s'étayant des opinions de Desault, qu'il avait mal élaborées dans son esprit, et qu'il rendait encore plus mal dans son langage villageois.

J'avais déjà oublié ce malade, lorsqu'un certain jour il vint me supplier, et avec la plus vive instance, de l'opérer par le nouveau procédé. On l'avait, disait-il, assuré que je pouvais le guérir si je le voulais. Je lui représentai sagement les motifs qui m'obligeaient à m'abstenir d'entreprendre sa cure : il m'écouta et n'en persista pas moins dans ses résolutions et ses instances. Désireux de mettre à profit l'opiniâtreté avec laquelle ce malade implorait l'opération de la Lithotritie, dans un cas où la gravité des circonstances en condamnait évidemment l'emploi, je m'apprêtai à agir avec beaucoup de prudence. Après la préparation ordinaire qui ne présenta rien de particulier, je procédai au brisement, en janvier 1827. Quatre séances suffirent pour détruire le calcul; à ces séances assistèrent MM. les docteurs Grateloup, Bourges, Burguet, Antonni, Bertet, Boutin, Lartigues, pharmacien, président annuel de la société de médecine de Bordeaux; de Lagatinerie, commissaire de la marine royale; Courtade, professeur émérite, et Doat, élève en médecine, mon aide. Il est inutile de rapporter les circonstances qui ont accompagné chaque application, elles n'ont rien que d'analogue à ce qui a été dit, sauf ce que je vais exposer.

A chaque application, je saisis le calcul, que j'attaquai quoique la vessie fût racornie, comme ont pu s'en convaincre les médecins présens, par la petite quantité d'injection qu'elle recevait. Pendant le broiement les urines revenaient bourbeuses entre le canal et la sonde externe, signe non équivoque de la pulvérisation du calcul. Après la sortie de l'instrument, on a toujours vu les crochets du litholabe et les dentures du foret garnis de débris de la pierre. Après la troisième et la quatrième séances, les phénomènes spéciaux appartenant à la présence du calcul étaient dissipés. Cependant, à chaque visite que je faisais au malade, je prenais soin de décanter les urines, et deux fois seulement j'ai trouvé de gros morceaux au fond du vase. Après la quatrième séance, dans laquelle je n'avais eu qu'à ramasser des morceaux de pierre que j'écrasai presque tous entre les mors de la pince et la tête du foret, le malade me déclara qu'il voulait s'en retourner chez lui, qu'il se trouvait beaucoup mieux, qu'il n'éprouvait plus dans la vessie le poids qui l'avait tant fatigué, qu'il ne sentait plus le corps étranger rouler dans cet organe, etc. : pour me le prouver, il se mit à faire des sauts dans la chambre, se coucha sur son lit, prit toutes les positions, et affirma qu'il n'aurait pas pu faire tout cela avant l'opération, sans éprouver des douleurs violentes.

J'introduisis dans la vessie une sonde d'argent, qui ne rencontra aucun corps étranger : je lui substituai un lithontripteur, dont je fis dilater les branches pour procéder à la recherche des fragmens de la pierre, et je ne rencontrai rien. Cependant je ne pouvais concilier l'absence du calcul avec la petite quantité de détritus que j'avais recueillie. Qu'étaient devenus ces détritus ? Auraient-ils été accumulés au fond de la vessie dans le cul-de-sac formé par l'élévation de la prostate? Là, recouverts par une couche de matière muqueuse, épaisse, auraient-ils été abrités contre l'atteinte des instrumens? Ceci ne paraît guère probable, puisque l'action des branches n'aurait pu trouver une résistance pour arriver au fond de la vessie, dans cette muscosité, quelle que fût sa consistance? Mon esprit se perdait en conjectures, quand le caractère du malade vint me présenter un soupçon, qui pouvait bien être la vérité elle-même. Cet homme était d'une avarice sordide, qui, chez ce nouvel Harpagon, se faisait sentir jusque dans son alimentation et les choses les plus nécessaires à la vie. Pour se soustraire aux droits de la reconnaissance, toujours importune aux âmes vulgaires après un grand service rendu, aurait-il décanté les urines avant l'heure de mes visites pour m'enlever les produits du brisement de la pierre? Tout me porte à admettre cette opinion; cependant, d'après le tableau que cet avare m'avait fait de sa position, me cachant soigneusement qu'il avait une petite propriété, je lui avais promis de le traiter gratuitement. Si mes soupçons sont justes, ce malade ressemble à certain Israélite dont, en passant, je vais vous dire un mot. En entrant dans la pratique d'une profession belle dans son but, difficile dans son application, souvent trompeuse dans ses espérances, il est bon que vous vous teniez un peu en garde contre la supercherie de certains malades qui regardent le médecin comme un Dieu, quand ils ont besoin de lui, aux yeux desquels il redevient homme, quand il les a guéris, et bien moins encore quand il doit recevoir le prix de ses soins et de ses longues peines.....

Voici l'histoire : Un juif, âgé de 85 ans, demeurant à Bordeaux, fut atteint de cécité, par suite de la formation de deux cataractes, pour lesquelles je fus consulté, et que j'opérai par extraction. L'opération fut couronnée d'un plein succès. Quelques jours suffirent pour dissiper l'inflammation consécutive. Les cornées transparentes restèrent dans un état de lucidité naturelle ; les plaies reguliérement placées près de leurs limbes, étaient effacées presqu'en entier ; les iris, parfaitement ronds, noirs, jouissaient de leur contractilité normale. Malgré cet état satisfaisant, chaque fois que je visitais le malade, il me disait : *monsieur, je n'y vois pas !* Un jour mon élève se présente chez l'Israélite ; la porte de son appartement étant ouverte, il pénétra seul jusqu'à sa chambre. Quelle est sa surprise! Il trouve le malade occupé à lire dans un livre de prières, d'un caractère typographique extrêmement fin, le feuilletant et cherchant les articles divers sans l'aide de lunettes. Après un moment d'attente, pour bien s'assurer de la vérité, mon élève le frappa sur l'épaule, en lui disant : Eh bien, monsieur! vous disiez que vous n'y voyiez pas; cependant je m'aperçois que vous lisez très-bien?

L'ingrat Israélite octogénaire, surpris, stupéfait, se retourne et lui répond : *Quoi! c'est vous monsieur! de grâce, je vous en prie, n'en parlez pas à M. Bancal!*

Un dernier mot sur J. L. Quoique la pierre eût été détruite, les urines continuèrent à déposer une grande quantité de mucosités épaisses et mêlées de pus; elles étaient rendues fréquemment en petite quantité. La constitution était restée débile, malgré la disparition des principaux phénomènes de la présence de la pierre et la grande satisfaction que le sujet manifestait sur son amélioration. Pour observer la marche de la maladie chronique de la vessie, après la destruction de la pierre, je voulus garder le malade auprès de moi: je lui proposai de payer les frais de son séjour; il refusa mes offres. Un mois après la première opération, il se rendit à pied chez lui, par un temps très-rigoureux, les chemins étant couverts de neige; depuis je n'ai jamais revu l'individi, ni aucun des siens. Il est mort au mois de mars, ou d'avril dernier. Pendant les deux ans et demi qui ont suivi l'opération, il a pu vaquer à ses affaires, conservant cependant toujours le besoin d'uriner souvent, et rendant toujours des mucosités abondantes, ainsi que je l'ai appris indirectement. On doit regretter que l'ouverture de son corps n'ait pas été faite.

Cinquième observation.

M. S....., chirurgien, près de Bazas, âgé de cinquante-cinq ans, d'un tempérament sanguin et nerveux, souffrait depuis quelques années d'un calcul qui fut reconnu par le cathétérisme. Dans le mois de mars 1827, il se rendit à Bordeaux pour y recevoir mes soins. De Bazas à Alangon, où le malade devait se rendre pour prendre le bateau à vapeur, le chemin est pavé. M. S..... fit ce premier trajet en calèche. Bientôt il éprouva des douleurs dans la vessie ; le cahotement de la voiture ayant, sans doute, provoqué des mouvemens répétés et plus ou moins violens de la pierre, il survint une hématurie ; pour terminer la route, le malade fut obligé de *s'appuyer sur la pointe des pieds, et de recourber son corps qu'il soutenait sur la pointe des doigts*. Il est un instinct chez les malades qui les porte à mettre en pratique, pour prévenir, émousser ou diminuer l'intensité de la douleur, les lois que la physique enseigne bien que souvent ils ignorent complètement cette science.

Rendu à Bordeaux, M. S...... eut la fièvre,

prit le repos nécessaire à son état, fut sondé et soumis ensuite à la préparation ordinaire. Je commençai l'introduction des sondes par le n° 5, l'urèthre et la vessie m'ayant paru très-irritables. Une fièvre symptomatique survint par la présence du corps étranger dans le canal urèthral. La préparation dura douze jours. M. S... voulait être opéré. Je pensai que l'opportunité de l'opération n'était pas encore venue. Habitué aux champs, notre confrère s'ennuyait beaucoup de sa retraite au milieu d'une grande ville ; pour lui complaire, j'essayai de saisir son calcul, en présence de M. le docteur Antonni et de mes deux aides. Ce médecin fut témoin que la vessie ne pouvait se distendre, qu'elle ne recevait pas l'injection. J'introduisis le lithontripteur avec facilité ; le malade éprouva des douleurs au moment où l'instrument franchit le col ; arrivé dans la vessie, les branches du litholabe, ayant été déployées, produisirent une douleur aiguë. Les parois du viscère les tenaient fortement serrées ; je ne pus leur imprimer le moindre mouvement sans susciter des souffrances violentes ; je renonçai à saisir la pierre. M. S......., désespéré de l'incident, après avoir pensé que le broiement de la pierre n'était qu'un jeu, repartit le lendemain pour retourner dans ses foyers chéris, dont l'éloignement lui donnait tant de chagrins.

M. S..... était dans des conditions favorables à la Lithotritie avant son voyage. Il jouissait de beaucoup d'embonpoint, il avait bon appétit; à la maladie locale près, il se portait bien et souffrait légèrement de la vessie; mais naturellement très-irritable, le voyage devint pour lui cause d'une sur-irritation des voies urinaires. Si un voyage de dix lieues a pu, par ses effets, s'opposer à l'application de la Lithotritie, que ne doit-on pas craindre des voyages plus longs? Cependant beaucoup de calculeux voyagent, j'en conviens; mais personne ne peut déterminer *à priori* le degré d'irritabilité des organes urinaires qui récèlent une pierre. Tel individu qui semble n'être actuellement que peu affecté de son calcul, peut, par suite des secousses qu'une voiture provoque, être atteint d'une sur-excitation capable de développer des accidens tellement graves, tellement intenses, que l'on n'est pas toujours assuré, durant le voyage, de trouver les prompts secours qu'ils exigent.

Sixième observation (1829).

Les assertions que je viens d'émettre seront fortifiées par l'observation suivante, et je suis bien persuadé que, si nous invoquions l'expérience des praticiens consciencieux, il nous arriverait des exemples multipliés qui constateraient que ce n'est pas toujours impunément qu'un malade s'expose aux chances d'un long voyage, quand sa vessie recèle une pierre.

M. Eusébi, conservateur du Musée et peintre honoraire du roi d'Espagne, âgé de cinquante-six ans, d'une grande stature, d'une forte constitution, était atteint de la gravelle depuis trente à quarante ans. Depuis deux années il avait commencé à éprouver les symptômes de la pierre. Son état étant devenu progressivement plus fâcheux, M. Eusébi se décida à passer en France pour se faire opérer par la nouvelle méthode du broiement, qui n'a point encore été pratiquée, et même est peu connue en Espagne. Il mit cinquante jours pour se rendre de Madrid à Bayonne. Voyageant à petites journées, il fut souvent obligé de séjourner dans les lieux où il passait pour laisser calmer les crises que le mouvement de la voiture produisait dans la vessie, ce qui rendit son voyage très-pénible, très-douloureux et très-long.

Arrivé à Bayonne, il fut sondé par un chirurgien pour cause d'ischurie : sans pénétrer dans la vessie, celui-ci pratiqua une fausse route. Cet accident, accompagné d'une forte hémorrhagie, détermina de violentes douleurs et des mouvemens convulsifs. Après la disparition de ces symptômes, il se rendit en bateau au Mont-de-Marsan; de là il fut porté en litière jusqu'à Langon, d'où le bateau à vapeur le conduisit à Bordeaux.

Après quinze ou vingt jours de repos, je commençai la préparation du canal. La glande prostate était très-malade. M. Eusébi souffrait de la présence des sondes dans la vessie, surtout lorsqu'elles déterminaient le déplacement de la pierre. Le cathétérisme fut presque toujours accompagné d'une espèce d'hématurie instantanée. Les bougies étaient introduites avec facilité; mais, aussitôt qu'elles avaient franchi le col, il sentait qu'un épanchement s'opérait dans le viscère; il éprouvait alors une sensation de chaleur, ce qui lui faisait dire : *Je rendrai des urines sanguinolentes*, et cela ne manquait pas d'arriver, quand le phénomène que j'indique avait lieu. J'ai pensé que les vaisseaux sanguins de la prostate, devenus variqueux, éprouvaient peut-être une rupture par le passage des corps étrangers.

Dans le mois de mars eut lieu la première séance de Lithotritie. Une décoction émolliente tiéde ayant été injectée dans la vessie, le lithontripteur fut aisément introduit. Son extrémité antérieure me donna la sensation d'une espèce de corps mou, placé dans le bas-fond, et sur la nature duquel je ne pus acquérir de données positives. Je déplaçai la pierre, qui était située à la partie supérieure de la vessie ; phénomène bien singulier! Après avoir déployé la pince, j'abaissai l'instrument entre les jambes du malade pour le mettre dans une position oblique de bas en haut. Je parvins à déplacer le calcul et à le saisir ; je l'attaquai trois fois. Pendant les sept minutes que dura la séance, M. Eusébi souffrit beaucoup ; les urines qu'il rendit consécutivement étaient sanguinolentes et entraînèrent beaucoup de gros détritus. La fièvre et les symptômes d'irritation locale qui survinrent furent calmés par un traitement approprié.

Au dixième jour, je me disposais à continuer l'opération, quand il se déclara une douleur sciatique du côté gauche. Cette douleur, de nature rhumatismale, s'était déjà manifestée à la jambe, ensuite à l'épaule. Cet incident me fit renvoyer l'application du broiement. Cette maladie néanmoins céda aux moyens qui furent administrés. Au fur et à mesure que la douleur rhumatismale disparaissait, la vessie devenait plus malade, à tel point qu'il fut impossible de recommencer de nouveau l'opération.

Le malade, fort inquiet, fort contrarié de la temporisation que son état de gravité et la prudence m'imposaient, partit, d'après mes conseils, pour se rendre à Paris, afin de recevoir les soins du docteur Civiale. Il s'embarqua à Bordeaux pour se rendre par mer au Hâvre. Je ne sache pas qu'il soit encore arrivé à Paris.

Avant son départ de Madrid, M. Eusébi était sans doute dans un cas favorable pour la Lithotritie ; le volume du calcul ne m'a pas paru excéder les conditions voulues pour le broiement ; le diamètre naturel de l'urèthre, chez ce malade, pouvait permettre l'introduction du plus gros instrument. La modification morbide de la vessie est survenue par suite du voyage, et par la fausse route qui a été pratiquée à Bayonne. Je pense qu'elle a été aggravée ensuite par une sorte de métastase du principe rhumatismal, sous l'influence duquel le malade vivait. Je me tiens en garde contre l'explosion de cet accident, quand un malade me présente le genre de complication dont il s'agit. *Ubi dolor, ibi fluxus.* Je vous rapporterai un autre exemple, dans lequel l'opération de la Lithotritie a été empêchée par le transport d'un rhumatisme sur la vessie, et dans lequel j'ai été obligé de pratiquer l'opération de la taille pour extraire trois calculs. Le malade, d'ailleurs, a été très-heureusement guéri.

Nota. Vers le milieu du mois d'août 1829, M. Eusébi est arrivé à Paris, et a succombé quelques jours après son arrivée. MM. les professeurs Dubois, Marjolin et M. Civiale, qui ont été appelés en consultation auprès de ce malade, m'ont dit qu'ils avaient reconnu les organes urinaires atteints de lésions organiques très-graves, et que la vessie était considérablement racornie.

Septième Observation.

Orignac, de Moulis en Médoc, département de la Gironde, âgé de 32 ans, d'un tempérament bilioso-sanguin, d'une bonne constitution, présentait tous les signes rationnels qui annoncent la présence de la pierre dans la vessie. Au mois d'avril 1828, ce malade vint réclamer mes soins. J'explorai la vessie, qui était très-peu malade, et jouissait d'une grande capacité, car elle recevait une quantité d'injection très-considérable. Après quelques jours de préparation, le malade se rendit chez moi pour y être opéré. Je fis deux tentatives en présence de MM. les docteurs Boutin, Chansarel et Auguste Dodejos, mon aide. Le malade était placé sur le lit lithotriteur. Je ne pus jamais saisir ni déplacer le calcul, qui se tint constamment placé vers la partie postérieure gauche de la vessie, bien que j'eusse eu soin de faire prendre différentes positions au malade, et de laisser évacuer une partie du liquide injecté. Les médecins présens s'assurèrent, comme moi, de l'existence du calcul; car la pince du litholabe, frappant très-distinctement sur le corps étranger, donnait le phénomène de collision d'une manière très-évidente. Il ne survint aucun accident particulier consécutivement à l'opération ; et quelques jours après la dernière séance, Orignac fut forcé de retourner chez lui pour vaquer à des travaux urgens. Depuis cette époque, il continue ses occupations et ne ressent plus les douleurs qu'excite ordinairement un calcul vésical. Je dois ce renseignement à M. Bacou, de Castelnau, chirurgien du malade, qui, le voyant souvent, a bien voulu se charger de surveiller son état. Prochainement je tenterai une nouvelle opération sur ce sujet.

J'ai pensé que la difficulté que j'avais éprouvée de saisir le calcul dépendait de sa forme aplatie ; et voici les raisons qui m'ont inspiré l'idée que la pierre pouvait avoir cette forme : les branches de la pince, étant développées et tenues dans une position horizontale, exécutaient librement des mouvemens de rotation dans cette vaste vessie ; si le calcul eût été de forme arrondie, il eût dû se rendre dans la partie postérieure de l'organe, lors du mouvement de bascule que je fis faire au malade, au moyen de mon lit. Là, le litholabe, porté de devant en arrière, eut dû le rencontrer. Si le calcul, placé dans le milieu de la vessie ou au-dessous du col, avait été de forme sphéroïdale, son diamètre vertical se rapprochant de la ligne horizontale qui va du sphincter à la partie postérieure du viscère, aurait dû être rencontré par la divergence des branches, pendant leur mouvement de rotation. Je ne sentis la pierre que lorsque je plaçai l'instrument dans une position oblique, de haut en bas et de devant en arrière, et qu'il fut porté jusque dans le fond de l'organe ; tenu dans cette position et retiré d'arrière en avant, je sentis les branches frotter sur une surface dure et plane. Je répétai plusieurs fois les mêmes manœuvres, qui donnèrent toujours lieu au même phénomène. Au reste, quoique le docteur Civiale ait avancé qu'il avait reconnu des calculs de forme plate, ovoïde, etc., je ne pense pas qu'il soit encore possible, en Lithotritie, de déterminer rigoureusement, *à priori*, les attributs géométriques du corps caché dans la vessie

Adieu.

NEUVIÈME LETTRE.

Bordeaux, 1828.

CAS DE CONTRE-INDICATION.

Je vous ai présenté, mon ami, la Lithotritie appliquée d'abord à un cas favorable; j'ai mis ensuite sous vos yeux des cas plus compliqués où elle a été employée avec succès. Je vous parlerai maintenant de ceux dans lesquels cette nouvelle méthode n'a pu être employée, et qui en sont pour ainsi dire l'écueil. Ne cherchons point à nous faire illusion sur ces cas, et n'oublions pas d'ailleurs que l'expérience profite même des insuccès. Quant à moi, je n'appartiens pas à cette classe de médecins *qui réussissent toujours*........ Je vois et je raconte les maladies comme elles se présentent à mon observation. Je n'ai point l'art de les composer à ma convenance. J'apporte dans leur traitement tous les soins dont je suis capable, toutes les ressources de mes faibles talens; mais je ne me dissimule point qu'il est des limites qu'il ne nous est pas donné de franchir.

Huitième observation. (1829.)

M. Delerm, ancien notaire de Paillet, près de Bordeaux, âgé de 70 ans, d'un tempérament bilioso-sanguin, d'une bonne et forte constitution, était sujet à la gravelle depuis 30 ans. Il y avait cinq années qu'il éprouvait les symptômes de la pierre. Il était sujet à un rhumatisme vague, qui, plusieurs fois, était venu compliquer les douleurs propres à l'affection calculeuse. Dans le printemps de 1828, M. Delerm vint me consulter. J'explorai la vessie, dans laquelle je rencontrai la pierre, dès que l'algalie eut pénétré dans cet organe. Décidé à se faire opérer par la Lithotritie, ce malade devait se rendre prochainement près de moi; mais des affaires particulières ne lui permirent son déplacement que dans le mois de mars 1829. Le 17, je commençai la préparation du canal par l'introduction d'une sonde n° 8, que je continuai, parce qu'il ne survint aucun phénomène d'irritation locale. Le 21, je procédai au broiement de la pierre, en présence de M. Victor Dupont, artiste très-distingué de Bordeaux, et d'Auguste Dodejos, mon aide. Après l'injection obligée, j'introduisis facilement l'instrument; mais lorsque j'eus fait développer les branches, je sentis une masse calculeuse considérable; je saisis le corps étranger, auquel je fis exécuter le mouvement de rotation; le choc déterminé sur un autre corps dur ne me permit pas de méconnaître l'existence d'un second calcul. Je continuai l'opération, et j'attaquai la pierre à trois reprises. La séance ne dura que huit minutes. Le malade rendit beaucoup de détritus à la suite de cette première opération. Il ne survint aucun accident consécutif remarquable.

Le 26, je recommençai le broiement. Je saisis d'emblée une des pierres, que j'attaquai quatre fois. Le malade souffrit peu, et rendit plus de sédimens de calculs qu'à la première séance. Après le bain, qu'il prit immédiatement, M. Delerm déjeûna debout, et reçut dans la soirée la visite de ses amis, comme d'habitude. Il voulait aller dîner en ville, ce que je ne lui accordai pas; mais le lendemain il se procura ce plaisir, ainsi que les jours suivans. M. Delerm allait parfaitement bien; il n'éprouvait que les symptômes inhérens à sa maladie locale, qui, par suite de l'opération, n'avaient éprouvé aucune augmentation. La troisième séance avait été retardée jusqu'au dixième jour après la seconde, pour des raisons qui m'étaient personnelles. La veille du jour fixé pour la continuation du broiement, il éprouva un besoin d'uriner plus fréquemment que d'ordinaire, accompagné de quelques douleurs sourdes dans la vessie. Dans la nuit du 5 au 6 avril, cet état s'aggrava peu à peu; la région hypogastrique devint douloureuse, la fièvre s'alluma; les urines, rendues avec anxiété, contenaient une plus grande quantité de mucosités; il sentait un poids dans le rectum; il y avait du ténesme; le pouls avait pris le rhythme fébrile; la face était animée, les yeux étincelans, etc. Un traitement antiphlogistique rigoureux fut administré contre cet état. Les saignées générales et locales, les bains généraux et de siége, les boissons mucilagineuses, adoucissantes et nitrées, les lavemens narcotiques, la diète, le repos, etc., furent mis en usage. L'irritation générale se calma, mais les phénomènes morbides locaux persistèrent, et ne cessèrent de tenir le malade dans un état de douleur aiguë. J'employai la térébenthine molle de Venise, les hypnotiques, le baume de copahu; aucun de ces moyens ne put dissiper les douleurs de la vessie. L'acétate de morphine, administré à petites doses, provoqua des phénomènes cérébraux qui m'obligèrent d'en suspendre l'usage. Les sinapismes appliqués ensuite sur la région hypogastrique, puis à la face interne des jambes, ne produisirent aucun changement dans le mode d'irritation du réservoir urinaire. J'essayai les injections dans la vessie, faites avec la décoction de racine de guimauve et les têtes de pavot; mais, bien que dirigée avec ménagement, la première détermina une fièvre qui dura quarante heures. Voyant que toute espèce de médication était infructueuse contre cet état fâcheux, je proposai l'opération de la taille. M. Delerm eut de la peine à renoncer à la Lithotritie, qui lui avait paru fort innocente d'abord. Mais la continuité de ses souffrances changea sa manière de penser. Le 22 mai, le malade se fit porter chez lui, à Paillet, où il devait se préparer pour l'opération de la lithotomie.

La sur-irritation survenue dans la vessie a-t-elle été la suite de l'application de la Lithotritie? je ne le pense pas. Cette opération avait été pratiquée deux fois sans accident. La dernière séance avait été encore moins douloureuse que la première. Dix jours se passèrent sans que le malade eût éprouvé la moindre augmentation dans ses souffrances habituelles; au contraire la confiance extrême qu'il accordait au broiement, l'espérance qu'il avait de sa guérison prochaine, avaient donné à son caractère une sécurité qu'il n'avait pas avant d'être opéré; or, les irritations qui pourraient résulter d'une opération pratiquée sur quelqu'un de nos organes n'attendent pas dix jours à se développer. J'ai toujours pensé, et je persiste dans cette opinion, qu'une métastase *de l'élément rhumatismal, dont le malade est atteint, s'était opérée inopinément sur la vessie et avait exaspéré les phénomènes anormaux de cet organe.* J'ai fondé cette opinion sur les antécédens : Plusieurs fois le malade avait éprouvé de violentes douleurs de vessie, qui duraient quinze, vingt et trente jours. On avait enrayé la marche de la maladie, et on avait même ramené celle-ci à son état de simplicité par les rubéfiants appliqués sur l'hypogastre. Le chirurgien ordinaire du malade regardait l'invasion subite de ces douleurs, qui mettaient le malade dans un état d'anxiété extrême, comme la suite d'un transport de la maladie rhumatismale sur la vessie; il les combattait par les moyens indiqués, et il soulageait le patient. Pourquoi ce même traitement a-t-il échoué entre mes mains? sans doute parce que la maladie avait été portée à un trop haut degré d'intensité.

Cette observation vient à l'appui de ce que je vous ai exprimé dans la sixième : savoir que, dans le cas où le malade est sous l'influence d'un élément rhumatismal, il faut surveiller attentivement les mouvemens métastatiques de ce principe.

M. Delerm, malgré un régime sévère et les soins appropriés à son état, n'ayant point obtenu de diminution dans ses souffrances jusqu'au mois de juillet dernier, le six du même mois, je l'opérai de la taille par le procédé bilatéral en présence de M. le docteur Abeillé, et de MM. Delribal, Cheroussel et Duterme, officiers de santé. Cette opération, pratiquée heureusement, me permit de reconnaître *à priori*, au moyen du doigt introduit dans la plaie, la présence de plusieurs calculs dans la vessie. Les tenettes ayant été introduites, je saisis une pierre, que l'écartement des anneaux me fit juger volumineuse. Comme je disposais la tenette pour en faire l'extraction, et que je m'apprêtais à serrer fortement le corps étranger pour qu'il ne s'échappât point, il s'écrasa entre les cuillers. Je retirai les fragmens et fis ensuite l'extraction de deux autres calculs entiers ; ils étaient du volume de grosses noix, de forme ovoïde et un peu aplatis sur leur surface. La vessie fut injectée à plusieurs reprises, et une curette y fut portée pour m'assurer qu'il ne restait plus de corps étranger dans cet organe. Le malade fut ensuite couché dans un lit convenablement disposé, et je prescrivis un traitement approprié à son état. Cette opération ne fut suivie d'aucun mouvement fébrile, ni de coliques, ni d'engorgement au périné : au bout de deux jours les urines revinrent par les voies naturelles ; au douzième, il n'y avait qu'un suintement par la plaie qui n'avait pas plus de trois lignes de diamètre ; et, le quinzième jour après l'opération, le malade se promenait dans son jardin.

Tous les malades qui se soumettent à l'opération de la taille sont loin d'avoir des suites aussi heureuses que celles que je viens de vous exposer ; l'absence de tout accident consécutif, chez M. D...., peut être attribuée aux bonnes dispositions physiques et morales dans lesquelles il se trouvait au moment d'être opéré. Il lisait tranquillement son journal au moment où je fus le prendre pour le porter sur la table préparée pour l'opération, pendant laquelle il ne poussa aucune plainte et déploya un courage stoïque.

Les calculs extraits ont présenté les particularités suivantes : 1° les fragmens de la pierre qui avait été écrasée, étant mis en rapport, représentaient une coque dont les parois n'avaient qu'une ligne et demie de diamètre. L'action du foret, pendant les séances de Lithotritie, avait *creusé* l'intérieur de cette composition lithique ; 2° les deux autres calculs avaient été perforés de la circonférence jusque près de leur centre, l'un plus obliquement que l'autre ; 3° mais la particularité qu'il importe le plus aux praticiens de connaître, c'est que ces trois calculs, formés dans la même vessie, ne présentèrent aucune facette ; leur surface était rugueuse, comme l'est ordinairement celle d'un calcul unique. Lorsque je montrai ces pierres à M. le professeur Dubois, il me dit : *On apprend tous les jours ; si j'avais fait l'extraction d'un de ces calculs à un malade, je n'eusse pas pensé peut-être à revenir dans la vessie.* Ce cas doit être rare, puisqu'un praticien aussi consommé que ce maître célèbre ne l'a point rencontré.

Ainsi donc, après l'extraction d'un calcul, quels que soient les caractères extérieurs qu'il vous présentera, que cet exemple vous engage à faire de nouvelles recherches dans la vessie, pour vous assurer s'il n'en existe pas d'autres.

Neuvième observation.

M. Bernard Hugot, de Listrac, en Médoc, département de la Gironde, âgé de soixante-quinze ans, d'un tempérament bilioso-sanguin, d'une forte constitution, ayant beaucoup d'embonpoint, vint à Bordeaux au mois de juillet 1827, pour être opéré de la pierre, dont il souffrait depuis plusieurs années. L'état maladif du sujet, son âge avancé, les symptômes graves qui existaient du côté de l'appareil urinaire me laissèrent peu d'espoir dans les ressources de la Lithotritie. Pour n'avoir rien à se reprocher, disait-il, M. Hugot voulut essayer du broiement.

Je fis le premier essai de Lithotritie dans le mois d'août 1827, en présence de mes confrères les docteurs Gratcloup et Bouché de Vitrai; il eut pour résultat beaucoup de détritus, mais il suscita dans la vessie une surirritation consécutive, qui fut combattue convenablement. Ces accidens me firent renoncer à la continuation du broiement. Lorsque le malade fut remis des suites de cette première opération, il revint chez lui. Au mois d'avril 1828, je lui fis l'opération de la taille, par le procédé bi-latéral, en présence de MM. le docteur Chansarel, Bacou, de Castelnaud, son chirurgien ordinaire, et de six personnes de son village, qui voulurent bien se charger de tenir le malade pendant l'opération. *Cinquante-cinq calculs*, dont les plus gros étaient comme des amandes, et les plus petits comme des fèves, furent extraits de la vessie. Cette opération ne présenta aucun accident. Dix-huit jours après, la plaie périnéale fut cicatrisée, et le vingt-cinquième le malade se promenait. Depuis cette époque, M. Hugot jouit d'une bonne santé.

Chose bien singulière! Lorsque j'introduisis le lithontripteur dans la vessie pour y saisir la pierre, je n'acquis aucune donnée qui aurait pu m'en faire soupçonner un si grand nombre. Comme dans les observations précédentes (1re, 2e et 8e), je m'assurai que le corps étranger, que j'avais saisi, n'était pas seul; mais faire un calcul arithmétique précis dans l'intérieur même de la vessie me paraît au dessus de nos moyens actuels de diagnostic chirurgical. Le docteur Civiale a avancé en avoir compté et brisé quarante chez M. le baron de Zach (1), et seize chez M. le curé Thubeuf (2). Sa proposition me semble un peu hasardée, et quelque confiance que j'aie en cet estimable confrère, je ne puis la considérer que comme une erreur échappée involontairement à sa plume. Sans doute, s'il eût acquis la science de dénombrer la quantité de pierres que recèle actuellement une vessie, il nous l'eût apprise; car c'eût été nous rendre un grand service. Lorsqu'une pierre a été attaquée une, deux ou trois fois, elle peut se morceler; mais ce serait une erreur de compter pour un calcul chaque fragment que l'on saisit et que l'on brise consécutivement.

Cette observation, ainsi que la précédente, arguent d'une manière péremptoire en faveur de la Lithotritie, dont les essais peuvent être infructueux, sans être périlleux pour les malades, ni préjudicier en rien sur les droits ultérieurs de la lithotomie ; c'est un avantage immense que cette dernière ne peut pas disputer à sa nouvelle rivale.

(1) Civiale, 2e lettre.

(2) *De la Lithotritie*, pag. 139.

Cette cure, fort curieuse en raison du nombre des calculs extraits de la vessie, m'a fourni le sujet d'un travail sur l'opération de la taille bi-latérale, que je vais livrer à l'impression très-prochainement.

Dixième observation.

Le Mémoire dont je vous annonce la prochaine publication, contiendra encore l'histoire d'une autre opération de la taille bi-latérale, pratiquée sur un nommé Anna, matelot, dans laquelle je ne pus extraire le calcul, parce qu'il était enkysté (telle a été du moins mon opinion et celle de quelques-uns de mes amis). Le malade a survécu à cette opération, qui fut accompagnée de circonstances graves, et que j'exécutai avec beaucoup de bonheur, en présence de MM. les docteurs Grateloup, Boutin, Milengen, Burguet, Pouget, Perrin, Chansarel et Auguste Dodejos, mon aide.

Cet exemple vous engagera à mettre des bornes à votre commisération et à votre philanthropie, surtout quand vous devrez obliger le vulgaire.

Onzième observation.

Le onzième malade, dont j'ai à vous occuper, est M. Figuier, négociant de Bordeaux, âgé d'environ cinquante à cinquante-cinq ans, et de petite stature. Il était sujet à la gravelle depuis au moins quarante ans. Il y avait une dizaine d'années que les symptômes de la pierre s'étaient manifestés chez lui. M. le docteur Paillou, qui avait sondé le malade quelques années avant que je fusse appelé, avait reconnu l'existence du calcul et conseillé l'opération de la taille. Depuis long-temps déjà la présence de la pierre déterminait chez le malade des paroxysmes, qui le tenaient les quinze, vingt et trente jours dans un état de fièvre continue et de souffrances locales très-intenses. A ces attaques succédaient quelques jours de repos, qui étaient bientôt suivis de nouvelles attaques. Dans le mois de janvier 1827, M. Cathérineau, son chirurgien ordinaire, me fit appeler en consultation auprès du malade. J'explorai la vessie avec une algalie. Je déclarai à mon confrère et à la famille de M. Figuier, que le calcul était très-volumineux, que la vessie était très-malade, et que je présumais que l'opération ne pourrait avoir lieu. Cependant, comme on ne voulait pas entendre parler de l'opération de la taille dans cette famille, nous fûmes d'avis, M. Cathérineau et moi, de commencer la préparation et d'explorer la sensibilité du malade, lequel était très-irritable et exposé à l'influence directe des variations de l'atmosphère, très-rigoureuse à cette époque. Au lieu d'introduire dans le canal de l'urèthre des sondes du n° 8, je commençai par celle du n° 4, que le malade garda dix minutes, et que je retirai ensuite. Le lendemain, il reçut le n° 5, et le troisième jour, le n° 6. Ce ne fut que cette troisième introduction qui produisit une légère fièvre. Il faisait à cette époque, à Bordeaux, un froid de six à sept degrés au-dessous de zéro du thermomètre de Réaumur, et vous observerez dans votre pratique que l'abaissement de la température atmosphérique a une influence très-marquée sur les maladies vésicales. M. F......, qui, depuis une huitaine de jours, était dans une espèce d'apyrexie, commença à éprouver les prodrômes de ses attaques habituelles. Bientôt la fièvre prit de l'intensité, les symptômes locaux s'aggravèrent, le ventre se météorisa, le vomissement et le hoquet survinrent, etc. Nous opposâmes, M. Cathérineau et moi, le traitement le plus énergique au développement de cet appareil de symptômes effrayans; mais la maladie poursuivit sa marche : ce fut dans cet état que MM. les docteurs Dutrouil, Rodelos et Pujos nous furent adjoints en consultation. Il fut unanimement reconnu que le danger de la mort était imminent, et que tout espoir dans les moyens opératoires était perdu. Quelques jours après cette réunion, le malade succomba ; on ne permit pas l'autopsie cadavérique.

Les noms que je viens de vous citer vous garantiraient la vérité de ce que je viens de vous rapporter, si mon témoignage ne vous suffisait pas. Jamais les instrumens lithontripteurs n'ont paru auprès de M. F.... ; les sondes introduites par le canal, et avec la plus grande facilité, ne produisirent aucune douleur au malade. C'est un aveu que cet homme religieux crut devoir faire, de son pur mouvement, à nos confrères, au moment où tous étaient réunis auprès de son lit. Eh bien! pour intimider d'autres malades atteints de la pierre, quelques personnes s'efforcèrent de répandre, dans tout Bordeaux, que ce malade était mort entre mes mains des suites de la Lithotritie !

Dans l'exposé de ce fait j'ai eu surtout en vue de vous montrer jusqu'où peuvent aller la médisance et la calomnie; il est du devoir d'un honnête homme d'en stigmatiser les auteurs par la simple exposition de la vérité. Nous ne savons que trop bien qu'il est des esprits enfoncés dans l'ornière de la routine, lesquels, pour me servir d'une expression vulgaire, ne veulent faire ni laisser faire; indifférents aux progrès de la science, ils ne négligent aucun moyen propre à rebuter ceux qui ne partagent pas une indifférence aussi blâmable.

Avant de terminer mes observations de Lithotritie, pratiquée chez l'homme, je devrais vous signaler les cas où des fragmens de pierre s'arrêtent dans le canal de l'urèthre, lorsque le calcul ayant été morcelé, il est expulsé par les contractions de la vessie; mais comme je me suis fait une loi de ne vous parler que de ce que j'ai vu, fait et observé, et que cet accident ne s'est pas présenté dans ma pratique, je n'ai pas cru devoir m'y arrêter. Du reste, l'arrêt d'un corps étranger dans le canal de l'urèthre a été observé dans tous les temps, et vous trouverez, dans les Traités sur les maladies chirurgicales, les procédés qui conviennent à cet accident, lequel n'est point exclusivement, ni essentiellement lié à la Lithotritie, quoique souvent il en puisse être une conséquence.

Adieu.

DIXIÈME LETTRE.

Bordeaux, 1828.

Opération de la Lithotritie chez la femme.

Il est généralement reconnu que la formation des pierres volumineuses est plus rare chez la femme que chez l'homme; on explique cette particularité par la disposition anatomique des voies urinaires chez la femme, disposition qui favorise l'expulsion des calculs dès leur origine.

On pourrait penser que la Lithotritie est plus facile chez la femme que chez l'homme : telle n'est pas cependant l'opinion que me permettent d'embrasser, et l'expérience que j'ai acquise à ce sujet, et les raisons anatomiques que je vais indiquer.

La vessie de la femme repose sur le corps de la matrice, par sa face externe, postérieure et inférieure; par l'antérieure elle répond au pubis. Sa position est déclive de haut en bas, son diamètre transverse est plus grand que son diamètre antéro-postérieur, même dans l'état de plénitude. Le calcul qu'elle renferme se tient toujours placé, d'après les lois de la pesanteur, dans la partie la plus inférieure de l'organe, et par conséquent sur l'orifice du conduit excréteur de l'urine. Le canal de l'urèthre ayant une direction droite, plus court et plus extensible que celui de l'homme, permet assurément d'introduire l'instrument avec plus de facilité. Mais la vessie n'a point de prostate comme dans l'homme; l'orifice vésical de l'urèthre est placé au niveau du bas fond du viscère, siége habituel du calcul. Lorsque l'instrument est arrivé dans la vessie, il rencontre là pierre de front; pour passer au-delà, il rejette le corps étranger à droite ou à gauche, ou bien il passe au-dessus ou au-dessous de ce corps; les branches de l'instrument se dilatent au-delà de la pierre dans la cavité de la vessie; quand vous ramenez les branches ainsi déployées vers le col pour procéder à la recherche et au *saisissement* du calcul, vous comprimez celui-ci d'arrière en avant, entre la face externe de ces branches et les parois internes et antérieurs de la vessie, circonstance qui cause des douleurs à la malade et ne permet pas d'envelopper la pierre. L'indication de porter le corps étranger dans la partie postérieure est donc ici rigoureuse; c'est un effet que vous pourrez obtenir pour l'emploi de mon lit mécanique ; toutefois la chose n'est pas toujours aussi facile qu'on pourrait se l'imaginer.

CAS FAVORABLE.

Première observation.

Marie Boyer, âgée de soixante-seize ans, du village de Bégles, près de Bordeaux, avait toujours joui d'une bonne constitution, et n'avait jamais été malade jusqu'à l'âge de soixante-quatorze ans. A cette époque (1824) elle fut atteinte de la gravelle, et jusqu'en 1826 elle avait rendu une trentaine de calculs, du volume de grosses fèves, dont l'expulsion avait été chaque fois très douloureuse. Au mois de novembre 1826, la malade se trouvant très-souffrante, deux dames de sa connaissance me prièrent de la visiter ; elle était atteinte d'un catarrhe vésical qui fournissait des mucosités très-abondantes, très-épaisses. La continuité des douleurs avait détérioré les forces de la malade. Le cathétérisme me fit reconnaître l'existence de plusieurs pierres dans la vessie : le canal de l'urèthre m'ayant paru très-large, je procédai sur-le-champ à l'opération de la Lithotritie. Je saisis plusieurs calculs, que j'attaquai, soit au moyen de l'arc, soit en faisant agir le foret avec la main seule. Cette première séance, qui nè dura que huit minutes, eut pour résultats beaucoup de détritus, en gros morceaux; la seconde opération eut lieu cinq jours après la première, dura moins, et eut des résultats aussi heureux : à la suite de cette dernière, la malade se trouva entièrement débarrassée des corps étrangers qu'elle portait dans la vessie.

Une circonstance digne de remarque, c'est que, huit jours après la dernière séance, cette malade, malgré son âge avancé, rendait les urines aussi claires que dans l'état normal. En effet, tous les praticiens ont observé que la ténacité des catarrhes chroniques vésicaux était toujours en raison de l'âge avancé des malades; comme chez Marie Boyer, il est certain que la modification morbide de la muqueuse vésicale ne reconnaissait pour cause que la présence du corps étranger; du moment que cette cause a été détruite, ses effets ont disparu.

Dix jours après la dernière séance, cette malade étant dans un parfait état de santé, se rendit à pied chez moi, où elle fut présentée à douze médecins, qui l'entendirent déclarer qu'elle se sentait entièrement guérie de *sa maladie calculeuse;* elle leur attesta encore qu'elle n'éprouvait des douleurs d'aucune espèce dans les organes urinaires, et qu'elle pouvait vaquer à ses affaires comme d'habitude. En effet, Marie Boyer, qui était marchande de lait, reprit son train de vie et venait tous les jours vendre sa marchandise en ville. Un an après, elle recommença de souffrir. Une maladie grave, qui me retint long-temps dans mon lit, m'empêcha de lui donner mes soins. Dans l'espace de six mois, un nouveau calcul acquit un volume considérable; après mon rétablissement, je fis une séance de Lithotritie, qui me donna beaucoup de détritus; néanmoins, un commencement d'incontinence d'urines, les douleurs de la vessie, me firent renoncer à l'espoir de guérir de nouveau cette femme par le broiement. Elle vit encore, mais traînant une existence misérable.

Lors même que l'opération eût pu être pratiquée de nouveau, il est probable que cette femme eût continué à former des calculs. Elle porte, comme l'a répété M. Dubois, après Louis, une *vessie lithique :* dans ce cas les ressources de l'art sont insuffisantes.

Nota. Je voyais cette malade de loin en loin, dans la seule intention de lui donner quelques consolations morales, lorsque, le 15 juin 1829, on vint me prier de passer chez elle, en m'annonçant qu'elle était dans de grandes souffrances. Au moment où j'arrivai, elle venait d'expulser un calcul dont le diamètre transverse était d'un pouce et demi, et le longitudinal de trente lignes : ce calcul pesait deux onces (1). Cette malheureuse était restée quatre jours dans les douleurs de cet *accouchement lithique*, si l'on ose parler ainsi, et pendant ces quatre jours elle eut à essuyer des souffrances atroces dans les hypochondres, les régions inguinales, ainsi que dans le rectum, le vagin et les voies urinaires ; la paroi vaginale de l'urèthre fut déchirée. A la faveur de cette ouverture, je pus introduire le doigt dans l'intérieur de la vessie, dont la surface interne était rugueuse et hérissée de granulations lithiques. Tous les soins que son état réclamait lui furent administrés, et au bout de huit jours elle a pu sortir. Depuis cette époque elle est venue plusieurs fois chez moi me rendre compte de son état. Elle a une incontinence d'urine, et le passage de ce liquide dans le vagin lui cause de continuelles souffrances.

Cet exemple, peut-être unique dans les fastes de l'art, prouve combien est considérable, même chez les vieillards, la force expultrice de la vessie, tourmentée par la présence d'un corps étranger (2).

(1) J'ai donné le dessin de cette pierre, pl. 1, fig. 5.

(2) D'autres puissances musculaires, il est vrai, peuvent seconder la vessie dans ses efforts.

Deuxième observation.

Mme Mart..., demeurant place Saint-André, à Bordeaux, âgée de soixante ans, douée d'une bonne constitution, de beaucoup d'embonpoint, souffrait depuis quelques mois dans le canal de l'urèthre après l'émission de l'urine. Je fus appelé auprès d'elle dans le mois de mars 1828. Je la sondai et reconnus la présence d'un petit calcul. Je préparai la malade par l'introduction dans le canal de l'urèthre de quelques sondes progressivement plus grosses, et je procédai ensuite à l'opération de la Lithotritie, avec l'aide du docteur Chansarel. La malade avait été placée sur mon lit lithotriteur; mais bien qu'elle eût éprouvé le renversement, après que la vessie eût été distendue par l'injection préalable, et que par l'effet de ce renversement cet organe se trouvât placé de haut en bas, ce qui devait faire retomber la pierre dans son fond, il me fut impossible de saisir le calcul, qui me parut de la grosseur d'une aveline; quelle que fût la position que je fisse prendre à la malade, j'échouai dans mes tentatives; je perdis souvent le calcul dans ces recherches, et ne le rencontrai qu'avec difficulté, au moyen des branches du litholabe. Quelques jours plus tard, je recommençai l'opération, et ne fus pas plus heureux que la première fois. Cette opération était si simple et si innocente, qu'au sortir du bain qu'elle prenait immédiatement après, la malade vaquait à ses affaires domestiques comme d'habitude.

J'ai rapporté la difficulté que j'éprouvai à saisir le calcul chez cette dame aux raisons suivantes :

1°. Le développement des parois abdominales portant le paquet intestinal en avant, entraînait dans ce sens la vessie, qui était très-spacieuse, et la placait dans une position presque perpendiculaire ;

2°. L'extrémité antérieure de l'instrument introduit dans la vessie, rencontrait immédiatement une tumeur ovoïde, mollasse, formée par le corps de l'utérus, ce qui rendait le diamètre antero-postérieur du viscère beaucoup plus court ;

3°. Pour faire dilater le lithontripteur suivant le plus long diamètre de la vessie, je fus obligé d'abaisser singulièrement, entre les jambes de la malade, l'extrémité postérieure de l'instrument, de manière à lui faire former avec la ligne horizontale un angle très-ouvert ;

4°. Le calcul se tint toujours placé au-delà des branches, sur les parois latérales de la vessie. Là, il était inaccessible au contact de l'instrument, parce que le diamètre transverse étant plus large, de l'embouchure du canal aux côtés de l'organe, il y a dans la cavité pelvienne un espace qui peut loger et abriter la pierre.

Lorsque la pierre aura acquis plus de volume chez madame Mart..., je tenterai de nouveau la Lithotritie, ou bien j'aurai recours à la lithotomie.

CAS CONTRE-INDIQUÉ.

Troisième observation.

Madame Tourt....., de Bordeaux, âgée de 75 à 80 ans, d'une bonne constitution, de beaucoup d'embonpoint, souffrait de la pierre depuis quelques années; elle avait déjà expulsé naturellement des calculs (1), long-temps avant que je la visse. Ce fut dans le mois de janvier 1827 que je fus consulté par cette dame. Je procédai au cathétérisme, et en arrivant dans la vessie, la sonde rencontra un gros calcul, placé sur le col. Après la préparation ordinaire, je fis une séance de Lithotritie, pendant laquelle j'eus beaucoup de difficulté à saisir la pierre, eu égard à sa forme et à son volume. Elle s'échappa, chaque fois que je voulus l'attaquer, et comme elle n'était pas assez solidement saisie, le perforateur

(1) Représentés pl. 1re, fig. 7 et 8.

ne put pénétrer dans son épaisseur. Les suites de cette séance furent douloureuses; mais les douleurs cédèrent au traitement qui fut mis en usage. Cet état de maladie m'ayant paru fort grave par les complications qui l'accompagnaient, je désirai m'étayer des lumières de quelques confrères. MM. les docteurs Archboltz et mon honorable ami M. Grateloup me furent adjoints en consultation. Il fut unanimement reconnu, 1° que la malade était atteinte d'une affection herpétique chronique, qui avait envahi les parties génito-urinaires; 2° qu'il était possible que cet état morbide augmentât l'irritabilité anormale de la vessie; 3° mais, qu'attendu qu'il existait évidemment une pierre dans la vessie, il fallait de nouveau, malgré la gravité du cas, tenter le seul et unique moyen de guérir le calcul, puisque la malade s'opiniâtrait à ne vouloir pas se laisser tailler. Un nouvel essai de Lithotritie fut fait à l'issue de la consultation : je saisis le calcul, mais, comme dans la première tentative, il s'échappa et ne put être attaqué. Les accidens consécutifs furent calmés au bout d'une huitaine de jours. Cependant, il survint, bientôt après, une fièvre qui se compliqua d'une affection grave des organes de la respiration. La malade mourut subitement, le 16 février.

Nécroscopie.

L'ouverture du corps laissa voir les poumons dans un état d'emphysème ; leur parenchyme était parsemé de granulations calculeuses ; les ventricules du cœur étaient dilatés ; la membrane interne de l'estomac offrait des signes d'une gastrite chronique ; le pylore était squirrheux ; le rein gauche était dans un état de ramollissement et le droit en suppuration ; les ovaires avaient éprouvé une profonde désorganisation ; la matrice et le vagin portaient les traces d'une inflammation, ainsi que le rectum, qui était rétréci au point que son diamètre ne pouvait recevoir qu'une plume à écrire ; les parois de la vessie étaient dans un état d'hypertrophie et de racornissement ; le calcul qu'elle contenait, de forme ovoïde et aplatie, avait 32 lignes de longueur, 23 lignes de large, dix lignes d'épaisseur, et pesait 2 onces et quelques grains (1).

Pouvait-on espérer de guérir une maladie pareille, et les opérations de la Lithotritie ou de la Lithotomie ne devaient-elles pas échouer contre un cas aussi grave et aussi compliqué ?

(1) *Voyez* la fig. 6, pl. 1re.

Je termine ici ce que j'avais à vous dire sur l'opération de la Lithotritie dans l'un et l'autre sexe. Je serai très-heureux d'apprendre que j'ai contribué à vous éclairer dans l'application de cette nouvelle méthode de guérir de la pierre. Ce sera la plus douce récompense de mes efforts. Si une plus grande expérience me procure de nouvelles connaissances, je mettrai beaucoup d'empressement à vous les communiquer.

Mais n'oubliez pas cette grande maxime en médecine opératoire : *On profite moins du précepte que de l'exemple.* Si donc vous voulez vous perfectionner dans la carrière des opérations, rapprochez-vous des grands maîtres, et suivez-les dans leur pratique.

Dans le cours de cet ouvrage, j'ai eu occasion de relever quelques propositions qui se trouvent dans les écrits de mon ami le docteur Civiale ; j'ai cru devoir le faire dans l'intérêt de votre instruction. En raison même du rang élevé qu'il a acquis parmi les opérateurs qui se sont occupés de la Lithotritie, tout ce qui sort de sa plume doit être clair, précis et conforme à la plus saine observation, et à l'expérience la plus positive. Sans cette condition, ses ouvrages pourraient induire en erreur les jeunes praticiens qui en adopteraient les principes avec cette religion qu'inspire naturellement une grande réputation.

Est-il besoin de vous déclarer publiquement ici que je n'ai obéi à aucune espèce d'intérêt ou de passion? L'atachement qui m'unit à M. Civiale m'est trop précieux pour ne pas désirer que rien ne l'altère. Nos relations amicales ne sauraient être troublées par quelques remarques que j'ai faites de bonne foi, sans amertume, et qui ne m'ont été inspirées que par le plus pur amour de la vérité :

Amicus Plato, sed magis amica veritas.

Adieu.

ONZIÈME LETTRE.

Bordeaux, 1828.

Description d'un lit *Lithotriteur* pour le broiement de la pierre.

La pratique de la Lithotritie vous fournira bientôt, mon ami, la preuve de la nécessité où l'on se trouve souvent de déplacer la pierre pour pouvoir l'envelopper et la saisir avec les branches du litholabe : c'est pour remplir plus facilement ce but que j'ai imaginé un lit *lithotriteur*, dont je vais vous donner la description.

Pour exécuter une opération majeure, dans un cas de maladie grave, il ne suffit pas seulement d'un instrument et de la main qui doit le faire agir, il faut encore un appareil de moyens accessoires, qui doivent rendre l'opération plus sûre, plus prompte, et aussi peu douloureuse que possible. Au nombre de ces moyens, je mets la position à donner au malade pendant l'opération.

Afin de déplacer la pierre du col et de la porter dans le fond, il faut, après avoir rempli la vessie d'une décoction émolliente, faire incliner le malade en arrière, de manière que l'organe indiqué acquière une position presque verticale. Mais tous les malades pourront-ils supporter impunément ce mouvement de bascule? Je ne le pense pas. Aussi devons-nous établir des restrictions à cette proposition :

1°. Tout malade atteint de la pierre, s'il offre une organisation qui le prédispose à l'apoplexie, sera opéré dans une position horizontale ;

2°. Toute personne asthmatique, ou portant quelque affection des organes thoraciques ou des gros vaisseaux, rentre dans la même catégorie ;

3°. Enfin, celles qui sont douées de beaucoup d'embonpoint et d'un grand développement de la cavité abdominale, ne peuvent être soumises au mouvement de renversement.

La raison de ces exceptions se trouve dans les modifications que doivent nécessairement subir les fonctions principales, par suite du déplacement des viscères. Ainsi, par exemple, dans le renversement d'un individu, afin de mettre la tête en bas et les jambes en haut, le paquet intestinal refoule le diaphragme qui, à son tour, comprime les poumons, et cette compression trouble l'acte physiologique de la respiration.

Le cœur et les gros vaisseaux, se trouvant aussi comprimés, ne peuvent librement recevoir, ni renvoyer le sang ; l'organe encéphalique s'engorge, et les organes respiratoires peuvent cesser complètement leurs fonctions. Or, quel danger imminent ne courrait pas un malade, mis dans cette position, s'il se trouvait dans les conditions morbides indiquées plus haut? Dans tous les cas le malade ne doit jamais rester long-temps renversé. N'allez pas croire qu'ici les lois de l'hydraulique doivent nous inspirer des craintes pour des congestions cérébrales. Sans doute, la circulation obéit à d'autres lois, que celles qui président à la pesanteur et à l'ascension des liquides dans des tubes inertes. La stagnation du sang dans les grands viscères résulte principalement de la compression exercée sur leurs voies de circulation ; d'un autre côté, chaque organe a des rapports voulus avec l'organe qui l'avoisine. Si, par telle position donnée accidentellement à l'individu, ces rapports sont changés, les fonctions des organes doivent être plus ou moins lésées.

Mon lit *lithotriteur* se compose de deux montants ou supports C, D, fig. 1 et 2, pl. 5, de huit pouces de large, de cinq pouces d'épaisseur, et de vingt-sept pouces de haut. Ces deux pièces sont élevées perpendiculairement sur deux patins A, B, fig. 1 et 2, et sont maintenues parallèles par deux traverses d'écartement S, T, fig. 2.

A l'extrémité supérieure des deux supports se trouvent pratiquées deux entailles d'enfourchement, pour recevoir deux tenons de bois de forme arrondie, qui sont implantés au moyen de mortaises dans le milieu des deux liteaux longitudinaux E, F, au point *r* du châssis sanglé, lequel se trouve garni d'un matelas de crin *e*, *e*, *e*, *e*. Ce châssis porte à son extrémité antérieure un plateau mobile Y, pouvant être fixé au point voulu du segment de la circonférence *m*, *n*, au moyen de deux vis de pression placées sur les côtés au point Y, fig. 1 et 2.

Deux courroies *x*, *x*, fig. 2, portant chacune une boucle à l'une de leurs extrémités, sont fixées inférieurement sur ce plateau, afin de retenir les jambes du malade quand on lui fait exécuter le mouvement de bascule.

Les deux montans sont consolidés sur les patins par deux jambes étrières, ou éperons de renfort M, M, fig. 1 et 2. N est une console sur laquelle le châssis repose quand il est dans une position horizontale. Le lit roule sur les supports de manière à faire la bascule, et peut être renversé jusqu'à l'inclinaison H, I, fig. 1, en décrivant la courbe E, H (1). Dans cette marche le lit peut

(1) On voit que ce lit diffère essentiellement de celui que M. Heurteloup a montré à quelques personnes, et qui est destiné

être arrêté selon l'inclinaison S, G et R, G, ou selon tel autre degré qu'on voudra, au moyen de la vis de pression *a, b,* laquelle traverse diamètralement l'épaisseur des supports et des tenons qui sont reçus sur les bords du cadre. Bien que cette articulation ne se fasse que par frottement, la pression des pas de vis est tellement forte que le glissement des surfaces ne peut avoir lieu. G est le centre des mouvemens du lit. Une rondelle de bois très-dur est rapportée sur chaque côté à l'extrémité de deux supports, afin de les consolider et d'empêcher les montans d'éclater quand le lit chargé du malade est renversé.

Au moment de l'opération, on passe autour de la poitrine du malade une ceinture faite d'une toile forte pliée en double de six pouces de large, K, fig. 2; ses extrémités sont garnies de boucles et de courroies. Un scapulaire *x'* soutient cette ceinture au-dessus des deux épaules (1). Deux anneaux destinés à recevoir les deux courroies V, qui passent dans une patte *t*, fixée au lit, sont attachés sur le milieu de la ceinture, vis-à-vis les

également à remplir l'indication de renversement du malade. Le lit de M. Heurteloup représente un quadrilatère A, B, C, D, fig. 3, pl. 5, dans lequel le renversement du malade ne peut avoir lieu que jusqu'à la diagonale A, C.

(1) Dans la position où le malade est représenté pl. 2, on ne peut apercevoir ni le scapulaire, ni la courroie du côté gauche.

côtes. Le malade étant placé sur le lit, le corps dans une position horizontale, la tête soutenue par un traversin &, et les jambes pendantes, on fait l'injection de la vessie après laquelle on introduit le lithontripteur. Si la pierre est jugée dans une position défavorable, pour être saisie, il faut alors faire serrer les liens *x*, *x*, au-dessus des malléoles du malade, pour lui tenir les jambes fixées et écartées; puis passer les courroies dans les anneaux de la ceinture, les tendre convenablement, et les arrêter avec le goupillon de leurs boucles; on lâche ensuite les vis de pression, et un aide placé derrière la tête du malade, soutient avec les deux mains la partie postérieure du lit, pendant le mouvement du renversement qu'on lui fait exécuter, de manière à ne pas imprimer de secousses au patient. Durant ce mouvement de bascule qui sera porté jusqu'au degré convenable, l'opérateur soutiendra l'instrument, ayant soin qu'il soit toujours parrallèle avec les cuisses, et dans la direction de la ligne médiane.

Faut-il saisir la pierre de haut en bas? Il est certain que, dans cette position, la manœuvre serait bien plus facile si, après avoir fait dilater les branches de l'instrument, on les dirigeait sur la pierre qui doit nécessairement se trouver alors à la partie la plus déclive de la vessie. Mais tous les malades ne peuvent pas rester long-temps dans cette situation, par la raison que nous avons exposée ailleurs; aussi convient-il de les ramener promptement dans un moindre degré d'inclinaison, afin de procéder au chargement du calcul. Aussitôt que celui-ci sera saisi, l'aide ramènera le lit dans la position horizontale; on serrera fortement les vis de pression, et l'on procédera au broiement de la pierre.

Lorsque vous devrez lâcher le calcul, il faudra avoir la précaution de le porter dans la partie postérieure de la vessie, afin de le reprendre ensuite avec plus de facilité, après lui avoir imprimé quelques mouvemens avec les branches de la pince pour le faire changer de position, changement de position en vertu duquel vous ne serez plus exposé à rencontrer le trou que vous aurez déjà pratiqué.

Vous voyez que dans ce mouvement de bascule, les courroies placées latéralement soutiennent le poids du corps au moyen de la ceinture, et des scapulaires passés au-dessus des épaules. Les jambes dirigées en bas et arrêtées sur le plateau par les liens, forment avec les cuisses un angle, de manière à retenir le corps porté en arrière, par la résistance que lui offrent les parties postérieures des articulations fémoro-tibiales appuyées sur le bord antérieur du lit.

Le lit lithotriteur a l'avantage de se démonter

pièces par pièces, et ces pièces peuvent être rangées au-dessous de la couche, dans l'espace qui est formé par le cadre, de sorte que, sans beaucoup d'embarras, on peut le transporter partout à volonté.

Les succès que j'ai déjà obtenus de l'emploi de ce lit à bascule me font espérer qu'il vous sera agréable d'en recevoir la description ; je ne doute pas que, dans votre pratique ; vous n'en retiriez des avantages qui justifieront ce que je vous ai dit à son égard.

Adieu.

OPÉRATION

DE

LA CATARACTE.

NOUVELLES CONSIDÉRATIONS

SUR

L'OPÉRATION DE LA CATARACTE

PAR EXTRACTION;

PRÉCÉDÉES

DU RAPPORT DE L'INSTITUT DE FRANCE

SUR

UN NOUVEAU KISTITOME.

INSTITUT DE FRANCE.

ACADÉMIE ROYALE DES SCIENCES.

Le Secrétaire perpétuel de l'Académie, pour les Sciences naturelles, certifie que ce qui suit est extrait du procès-verbal de la séance du lundi 20 janvier 1823.

RAPPORT sur un Mémoire ayant pour titre : *Mémoire sur un nouveau Kistitome caché pour l'opération de la cataracte par extraction.*

Nous avons été chargés, MM. Pelletan, Deschamps, Chaussier, Magendie et moi, de faire à l'Académie un rapport sur un Mémoire qui a été lu dans son avant-dernière séance, par M. le docteur Bancal, et qui a pour titre : *Mémoire sur un nouveau Kistitome caché, pour l'opération de la cataracte par extraction.*

Il ne s'agit dans cet écrit, ni d'une opération nouvelle, ni d'un instrument véritablement nouveau. M. Bancal, qui, sans exclure aucune des méthodes d'opérer la cataracte, a donné la préférence à celle de l'extraction, n'a prétendu changer en aucune manière les procédés fondamentaux de cette opération; il l'a maintenue telle qu'elle lui a été transmise par les praticiens les plus recommandables de notre temps, et il faut convenir que, dans l'état où elle est aujourd'hui, elle ne laisse que peu de chose à désirer. Mais c'est justement ce peu de chose, échappé jusqu'à présent à la sagacité des meilleurs maîtres, que M. Bancal s'est efforcé de saisir, et il nous semble qu'il y a assez bien réussi.

Ce surcroît d'amélioration consiste à faciliter de plus en plus, ou, si l'on veut, à assurer l'irruption du cristallin hors de l'enveloppe membraneuse qui le renferme, sans exposer les parties si sensibles et si irritables qui l'avoisinent à la moindre des lésions auxquelles l'usage des moyens usités ne les expose que trop souvent.

Autrefois on croyait que la cataracte n'était autre chose qu'un voile épais, qui, placé entre la lentille du cristallin et de la pupille, interceptait toute lumière, et le but unique de l'opération était d'abaisser ce voile, ce qu'on pensait toujours faire, tandis que presque toujours on déplaçait, sans le savoir, le cristallin lui-même, dont l'opacité était la cause véritable, mais encore inconnue de la cécité.

Ce fut un chirurgien de Paris, appelé Lasnier, qui, le premier, mit sur la voie de cette grande vérité, dont on a tort de faire honneur à Brisseau, maître Jean et Merry. Mais si ce dernier n'eut pas le mérite d'une telle découverte, on ne peut lui contester celui d'avoir, avant tout autre, annoncé la possibilité de l'extraction du cristallin, à peine entrevue et soupçonnée, en 1708, par J.-L. Petit. On sait que cette méthode porte le nom du chirurgien-major Daviel, qui, l'an 1745, la pratiqua publiquement, et la publia sept ans après, dans les *Mémoires de l'Académie royale de chirurgie*. A cette époque, elle fut mise à l'épreuve par les plus habiles chirurgiens. Morand, Poyet, Sharp, etc., crurent l'avoir perfectionnée; mais ce fut Lafaye qui, par la réforme qu'il porta dans les procédés de l'instrument de Daviel, lui donna ce degré de perfection, cette vogue et cette fixité dont elle n'a cessé de jouir depuis, malgré la méthode rivale que le célèbre Scarpa a su ressusciter d'un long oubli, et faire valoir de toute l'autorité de son nom et du puissant ascendant de son exemple.

Par rapport à M. Bancal, nous ne citerons des instrumens trop nombreux de Daviel que l'espèce de lance avec laquelle il a proposé d'aller ouvrir une issue au cristallin encastré dans sa membrane. Ce moyen a été justement blâmé, et on aurait beau dire qu'une main très-exercée peut impunément porter à nu un instrument piquant et tranchant presque jusqu'au centre de l'œil : nous dirons, nous, avec M. le docteur Bancal, que cette pratique est très-périlleuse, parce qu'il est impossible de prévoir si les parties qu'il importe de respecter ne viendront pas se présenter au passage de l'instrument, poussées par une contraction soudaine des muscles de l'organe, ou si cet instrument, dérangé tout-à-coup par un mouvement involontaire du malade, n'ira pas lui-même les offenser. Nous ajouterons que, de quelque adresse qu'on soit naturellement doué, on ne débute point avec celle qu'un long exercice peut seul donner, et que, puisqu'il faut débuter, il est essentiel d'avoir des instrumens propres à suppléer à ce que la pratique n'a pu encore donner, et ce qu'elle ne pourra jamais peut-être procurer.

Ce furent ces considérations, sagement reproduites par notre auteur, qui portèrent, vers le milieu du siècle dernier, Lafaye, membre de l'Académie de chirurgie de Paris, à faire construire cette espèce de petit pharyngotome dont sont pourvus la plupart de nos oculistes, et dont on trouve le dessin et la description dans le IIe volume des Mémoires de cette savante compagnie. Cet instrument est composé d'une canonnière en or ou en argent, dans laquelle est caché un ressort en boudin, qui fait sortir et rentrer à volonté, au moyen d'un piston, une lancette très-acérée, qui se meut dans un canal aplati, mince et très-léger, dont la canonnière est surmontée, et avec lequel (car il est aussi d'or ou d'argent) on soulève le lambeau résultant de la division préliminaire de la cornée, pour faire arriver, à travers la chambre antérieure, l'iris, etc., etc., sans risquer de les blesser, la lancette plus ou moins découverte qui doit piquer, moucheter ou inciser la poche cristalloïde et opérer par là *l'énucléation* du cristallin.

On ne peut méconnaître l'utilité de l'instrument de Lafaye, qu'il appela kistitome, et qui ne s'attacha peut-être pas assez à en répandre l'usage et à en faire sentir les avantages parmi ses confrères et ses successeurs. La plupart de ceux-ci n'ont pas coutume d'employer l'instrument en question : le baron de Wentzel se borne à son cératotome ; le docteur Demours s'en est toujours tenu à un bistouri courbe sur son plat ; MM. Pamard, d'Avignon, et Maunoir, de Genève, ne changent jamais d'instrument dans le cours de leur opération ; les professeurs Boyer et Roux en usent presque habituellement de même ;

et il ne faut pas croire qu'il arrive jamais à ces habiles opérateurs de forcer l'humeur vitrée de s'échapper avec le cristallin, par l'effet d'une compression intempestive et immodérée, comme on le voit faire à quelques oculistes vulgaires. Il leur suffit d'appuyer légèrement un ou deux doigts sur le globe, pour que le cristallin tombe sur la joue du patient, et à peine une fois sur huit sont-ils obligés de solliciter sa sortie avec la pointe de leur bistouri oculaire.

Il faut tout dire. Si le kistitome de Lafaye était plus facile à manier, et que son action fût plus régulière et plus sûre, il aurait un plus grand nombre de partisans; mais il est rond et cylindrique, ce qui le fixe bien moins dans la main; il agit de bas en haut, ce qui ajoute encore à la difficulté de la *manuduction*, et rien ne gradue ni ne proportionne la longueur de la portion de la lame qui doit sortir de la gaîne; sans compter qu'il faut pousser avec plus ou moins de force le piston, pour vaincre la résistance du ressort, d'où peut résulter une vacillation qu'il est si essentiel d'éviter au milieu de parties si délicates.

Ces inconvéniens, auxquels on n'a pu remédier que bien incomplètement en faisant ajouter deux anneaux à la canonnière, pour y passer deux doigts et la tenir avec plus de fermeté, ayant frappé M. Bancal dans les nombreuses opérations qu'il a faites à l'île Bourbon, aux Grandes-Indes, et en particulier à Calcutta, où il a séjourné assez long-temps, ce médecin y a sérieusement réfléchi; et au, lieu de chercher à les corriger par des changemens ultérieurs, il a tout-à-fait abandonné l'instrument pour un kistitome dont celui de Lafaye a bien pu lui donner l'idée, mais non lui inspirer le mécanisme qui lui appartient tout entier.

Le kistitome de M. Bancal est composé d'une gaîne étroite, longue et plate, ayant un petit couloir à son extrémité supérieure, et d'où on fait sortir, en pressant un bouton placé latéralement, une petite lame aiguë et tranchante, qu'une languette attenant au couloir rend inoffensive, et qui, mise en mouvement, agit avec autant de facilité que de certitude.

Nous ne répéterons pas les détails descriptifs que l'auteur a consignés dans son Mémoire relativement à cet instrument, que nous ne regarderons, au surplus, que comme une modification ingénieuse de celui de Lafaye, auquel peu de personnes hésiteront désormais à le préférer. Le kistitome de M. Bancal marche avec une précision et une aisance admirables. On le tient comme une plume à écrire, et il est aussi facile à manier. On l'introduit comme celui qu'il est destiné à remplacer, sans aucun risque pour les parties à travers lesquelles il faut qu'il passe pour arriver à la membrane cristalloïde, et il n'exige ni efforts ni violence pour inciser tout ce que l'opérateur veut qu'il incise. On peut même, dans certains cas, le promener et le faire agir circulairement sur tous les points de cette membrane, sans qu'on ait à craindre de porter atteinte à l'iris, ni d'en altérer, comme il arrive assez souvent avec les instrumens ordinaires, la forme ronde et régulière.

Nous sommes persuadés que, dans tous les cas où il y a nécessité évidente de déchatonner, comme on dit, le cristallin, c'est-à-dire, de le dégager de ses entraves, de diviser, d'ouvrir la capsule trop dense et trop ferme qui l'emprisonne, de détruire les adhérences qu'il a pu contracter, nul instrument ne peut l'emporter sur celui de M. Bancal, dont quelques essais faits à Paris ces jours derniers, et confirmatifs des résultats satisfaisans de ceux qui avaient eu lieu précédemment à Bordeaux, vont étendre et assurer l'usage.

M. Bancal a avancé que son kistotome pourrait être très-avantageusement employé pour la formation d'une pupille artificielle, et nous sommes assez disposés à le croire, d'après l'explication qu'il a donnée dans son Mémoire et la connaissance que nous avons de cette belle opération; mais c'est à l'expérience à le prouver, et tout semble prédire qu'elle sera favorable à notre commune opinion.

Nous terminons en invitant M. le docteur Bancal à persévérer dans le zèle qu'il a manifesté jusqu'à présent pour les progrès de l'art en général, et en particulier pour l'avancement de celle de ses branches qui lui a déjà valu la reconnaissance de tant d'aveugles rendus par lui à la lumière, et en lui souhaitant toute la confiance et toute l'estime dont il se montre si digne de la part du public et des amis éclairés de l'humanité.

Signé CHAUSSIER, DESCHAMPS,
PELLETAN, MAGENDIE,
PERCY, *rapporteur*.

L'Académie approuve le rapport et en adopte les conclusions.

Certifié conforme :

Le secrétaire perpétuel, conseiller d'État, commandeur de l'ordre royal de la Légion-d'Honneur,

BARON CUVIER.

DOUZIÈME LETTRE.

Bordeaux, 1828.

De l'opération de la cataracte par extraction.

Cher Ami et Confrère,

J'aurai le plaisir de vous entretenir, dans cette lettre, de la manière dont j'opère la cataracte, en me servant de mon nouveau kistitome. Faites bien attention, je vous prie, que ce n'est point un *traité ex professo* de la cataracte que je vous adresse, mais seulement une *lettre*, dans laquelle je vous communiquerai quelques idées que l'expérience m'a suggérées.

L'opération de la cataracte est une des opérations les plus délicates et les plus difficiles de la chirurgie ; elle exige le plus haut degré de dextérité, de finesse, et de sûreté dans la main, qualités qui dérivent d'une organisation particulière, et d'une sorte d'harmonie entre le physique et le moral de l'opérateur. Je vous suppose donc doué de tous ces avantages que la nature dispense ; croyez-vous maintenant pouvoir en faire de suite l'application sur l'homme vivant ? ne vous abusez pas à cet égard. Pour parvenir à une grande facilité dans l'exécution des opérations délicates, il convient d'y arriver par degré, par l'habitude et l'expérience. Mais il faut commencr, me répondrez-vous? sans doute, c'est pourquoi n'allez pas croire que de prime abord, et pour la première fois, vous serez imperturbable au milieu des dangers que vous aurez à courir en traversant un œil avec un instrument tranchant introduit à nu. La mobilité de cet organe, doué d'ailleurs d'une grande sensibilité ; l'impossibilité de le fixer ; la délicatesse des parties que vous aurez à respecter pour atteindre celles qu'il est nécessaire d'aller intéresser ; les conséquences fâcheuses qui doivent inévitablement suivre les manœuvres peu méthodiques ; toutes ces circonstances, dis-je, en se présentant à votre esprit, rendront peut-être votre main timide et vacillante. Néanmoins vous voulez opérer, m'avez-vous mandé ; cette opération, à la faveur de laquelle on fait recouvrer la vue à un malade, a de l'attrait pour vous. Je loue beaucoup votre zèle, et, pour le seconder, je m'empresse de vous exposer ici comment je suis parvenu à diminuer le nombre des chances funestes de cette opération délicate. Dans ces vues, je vous tracerai la route qui m'a conduit à de nombreux succès.

Bien que j'appelle votre attention sur la thérapeutique chirurgicale oculaire, toutefois n'allez pas croire que je veuille faire de vous un *médecin-oculiste*, et vous enfermer dans le cercle si étroit des maladies d'un seul organe. Loin de moi cette étrange et malheureuse idée ! Les spécialités sont aujourd'hui bannies du domaine de la pratique, par le nouvel esprit qui préside à la philosophie des sciences médicales ; le temps a fait justice des orgueilleuses et ridicules prétentions du dernier siècle, et a relegué dans les archives de l'histoire, des *titres spéciaux* qu'il serait dérisoire de conserver encore dans l'exercice médical ; car l'opérateur assez habile pour extraire un calcul de la vessie, amputer un membre, faire l'ablation d'un organe cancéreux, etc., etc., ne doit-il pas aussi être apte à pratiquer les opérations des yeux, et *vice versâ ?* C'est l'exemple que nous donnent de nos jours les grands maîtres dont l'art s'honore ; il faut marcher sur leurs traces ; c'est le vrai moyen de faire triompher les droits de la saine raison, et de frapper fort sur l'*hydre du préjugé* malheureusement encore trop vivace dans quelques pays.

Qu'est-ce enfin qu'un *médecin-oculiste?* Où commence son art, et quelles en sont les limites? Ce médecin devra-t-il seulement s'occuper des états morbides des organes de la vision? Mais une inflammation très-intense des yeux peut se communiquer au cerveau par la continuité du nerf optique, déterminer des symptômes cérébraux, et amener la mort, si un traitement méthodique n'est pas dirigé contre cette complication. Une encéphalite latente entretient souvent une ophthalmie chronique; le ramollissement du cerveau, des nerfs optiques, la compression de ces derniers produisent l'amaurose, et quelquefois des névroses d'une autre espèce. Remarquez bien, mon ami, qu'ici l'effet est dans l'œil et la cause dans le viscère encéphalique. Une métastase rhumatismale, fixée sur l'organe de la vue, ne produit-elle pas quelquefois une ophthalmie très-tenace? N'en est-il pas de même d'une répercussion du virus herpétique ou du virus syphilitique? Ces maladies ne céderont qu'au traitement fondé sur la nature de leur cause. Les anomalies survenues dans les fonctions physiologiques de la menstruation chez la femme, déterminent par fois des phénomènes anormaux dans les organes de la vision ; on en peut dire autant d'une gastrite, d'une entérite ou de la constipation, etc., etc. ; car on pourrait agrandir indéfiniment le cadre des maladies sous l'influence desquelles se manifestent celles des yeux. Eh bien, mon ami, dans ces divers états morbides, que fera celui que vous appellerez *un simple oculiste*, s'il doit se borner à l'examen et au traitement des maladies des yeux, ce faible *extrait* de la pathologie générale ? S'il n'a point étudié les lois générales de la vie, les variations qu'elles subissent sous l'influence des modificateurs extérieurs ; s'il ne sait point observer les symptômes spéciaux, et les rapports sympathiques d'un organe avec un autre organe plus ou moins éloigné, etc., etc. ; ce ne sera jamais qu'un médecin d'un mérite et d'une utilité médiocres, trébuchant à chaque pas dans les voies épineuses du diagnostic, du pronostic et du traitement. L'art de guérir est *un tout complexe*, dont il importe d'étudier les diverses parties. Sans la connaissance approfondie des détails, il est impossible de s'élever à ces lois générales qui régissent toutes les fonctions, tous les appareils, tous les organes, tous les tissus, enfin, dont se compose la nature humaine. Cette grande et belle science ne saurait, même en pratique, supporter des subdivisions purement scolastiques et spéculatives. Telle est du moins mon opinion, et telles sont les raisons que vous aurez à présenter aux partisans des *spécialités*, ainsi que des *dénominations* et des *titres ad hoc*.

Le sens le plus usuel, le plus utile, celui qui procure à l'homme le plus d'agrément dans le cours de son existence, est sans contredit le sens de la vue. Aussi la maladie qui prive un individu de cette faculté de la vie de relation, et le retient long-temps dans les ténèbres, imprime dans son âme un chagrin, une inquiétude, une anxiété, qui ne cessent qu'avec la cause de la cécité. L'opération qui a pour but de mettre un terme à cet état affreux, en lui rendant de nouveau les douces sensations de la lumière, est donc aux yeux du philosophe une opération des plus précieuses et des plus importantes.

Si vous êtes pénétré de l'amour de notre belle profession, si votre cœur recherche cette satisfaction qui est au-dessus de toutes, celle d'être utile à ses semblables, vous trouverez dans l'opération de la cataracte un des moyens les plus prompts, les plus directs les plus positifs, pour remplir vos vues d'humanité et de philanthropie.

Considérez bien, mon ami, que cette belle opération ne se borne pas toujours à l'inexprimable satisfaction de celui qui en a éprouvé le bienfait; souvent c'est une nombreuse famille au sein de laquelle vous ferez renaître la joie, le bonheur et l'espérance. Quelquefois ce sera un homme supérieur par ses talens et son mérite que vous pourrez conserver à la patrie. Enfin, il pourra se rencontrer un père de nombreuse famille, dont les soins et les travaux sont indispensables à l'entretien et à l'existence de ses enfans. Au cœur seul appartient de mesurer le bonheur que l'on éprouve en rendant la vue à ses semblables!

Que d'obligations n'allez-vous pas contracter, et de quelle responsabilité médicale n'allez-vous pas vous charger! Pénétrez-vous bien de toute l'importance de votre ministère, et méditez mûrement le projet que vous avez formé.

L'expérience que j'ai acquise dans la pratique de l'opération qui nous occupe, me montra bientôt le point le plus ardu, le plus difficile de son exécution. Dès lors je m'appliquai à vaincre cette difficulté et à prévenir par conséquent les chances funestes qui s'y rattachent. Les suffrages très-honorables dont l'Institut de France (Académie royale des sciences) a daigné couronner mes efforts, m'imposent en quelque sorte l'obligation de vous faire connaître aujourd'hui les avantages de l'instrument que j'ai soumis à l'examen de cette illustre et savante société.

Vous trouverez dans les auteurs généralement estimés, qui ont écrit sur les maladies chirurgicales, la description de deux procédés pour opérer la cataracte : 1° la méthode de *l'abaissement*, ou de la *dépression*, ou du *déplacement*; 2° la méthode par *extraction*. Laquelle de ces deux méthodes est-elle préférable ? Passons sur cette préférence qui est encore un problème à résoudre, puisque, malgré les nombreuses polémiques qu'elle a suscitées, chacune des deux méthodes a été appuyée et combattue tour-à-tour, dans tous les pays, par des autorités du plus grand poids. Comme chaque partisan a présenté, en faveur de son opinion, de nombreux succès, on en doit conclure qu'on peut arriver à peu près aux mêmes fins par l'une ou l'autre de ces deux méthodes.

J'ai cherché à me rendre familiers les deux procédés, afin d'en faire l'application spéciale, d'après l'opportunité et l'indication de chaque cas de maladie. En pratique, c'est une conduite condamnable que de se rendre exclusif dans le choix des procédés chirurgicaux. Combien de malades qu'il serait dangereux de soumettre à l'opération de la cataracte par extraction, qui pourraient trouver leur guérison dans celles par abaissement, et *vice versâ?* Au milieu de la variété des maladies qu'il aura à traiter, l'opérateur consciencieux devra se tenir en garde contre les conseils trompeurs de l'amour-propre, et s'affranchir du joug des préventions.

Si les conditions de la maladie me laissent la liberté du choix dans les procédés, je pratique plus volontiers celui de l'extraction. Je le préfère, 1° parce que, exécuté heureusement, il fait recouvrer la vue subitement au malade; 2° parce qu'il est prompt dans son exécution, peu douloureux, plus certain dans ses résultats; 3° et qu'il expose moins que l'abaissement à ces phlegmasies chroniques de l'œil, capables d'entraîner une cécité consécutive.

Pour extraire de l'œil un cristallin devenu opaque, il faut d'abord que le sujet et cet organe soient dans des conditions favorables au succès de l'opération; ainsi, 1° quand le malade se trouvera sous l'influence d'une maladie qui pourrait enrayer la marche naturelle de la guérison, il faudra traiter cette maladie convenablement, et le ramener ainsi dans un état normal avant de tenter l'opération.

2°. La sphéricité de la cornée transparente devra être assez prononcée et son contour assez étendu pour permettre l'issue du cristallin à travers l'incision faite à cette membrane.

3°. L'inflammation chronique de la membrane muqueuse palpébrale, de la conjonctive; le développement de quelques vaisseaux variqueux entre les lames de la cornée, l'opacité et les ulcérations de cette membrane présentent des contre-indications à l'opération de la cataracte par extraction.

4°. Un mal de tête habituel, étant souvent le symptôme d'une encéphalite latente et chronique, ne permet pas qu'on s'expose à susciter dans l'œil une inflammation dont les conséquences pourraient devenir funestes.

5°. Enfin, une des conditions les plus favorables et des plus essentielles, c'est l'entière confiance que le malade devra accorder au médecin qui va l'opérer. Dans le cours de votre pratique vous aurez souvent occasion d'observer combien est grande l'influence de cette circonstance morale sur les résultats de l'opération et du traitement consécutif.

Les auteurs qui ont écrit sur cette matière veulent que l'on n'opère la cataracte que dans le printemps et l'automne. Je pense que l'on peut s'éloigner jusqu'à un certain point de cette règle en pleine vigueur dans les hôpitaux de Paris, quand surtout le malade a la faculté de se garantir de l'influence des autres saisons, en se plaçant dans une atmosphère artificielle convenable. J'ai souvent opéré des malades en été et en hiver, et je n'ai pas eu lieu de m'en repentir. Mais, si dans le pays où vous devrez pratiquer une opération, il régnait quelque épidémie de maladie de mauvais caractère, due à la constitution atmosphérique régnante, il importe de ne point tenter l'opération pendant le cours de cette épidémie.

Des praticiens recommandables veulent que le malade soit soumis à un traitement préparatoire avant d'être opéré ; des chirurgiens d'un avis contraire ne craignent pas d'entreprendre cette opération au moment où les malades réclament leurs soins. Comme dans tous les cas la préparation ne peut que devenir favorable au malade, on peut la lui prescrire ; elle consiste à faire prendre, quelques jours avant l'opération, des boissons rafraîchissantes et tempérantes, des bains, des lavemens et un purgatif minoratif. Si le malade est d'un tempérament sanguin, vous devrez lui pratiquer une saignée. Vous ferez en même temps diminuer tous les jours la quantité de l'alimentation, afin de mener progressivement le malade à une diète complète.

Une précaution qui n'a point été érigée en précepte par les auteurs qui ont écrit sur cette maladie, précaution à laquelle j'ai garde de faire faute, parce que l'expérience m'a démontré son utilité, consiste à opérer les malades quelques jours avant le retour de la nouvelle lune. Lorsque le cristallin a été extrait de l'œil, l'impression de la lumière produit, comme vous le savez, un excès de sensibilité sur la rétine, après la cicatrisation de la cornée transparente, laquelle se trouve consolidée dans trois à quatre jours ; il est donc nécessaire de graduer le jour qui pénètre dans l'appartement, et de prescrire aux malades l'usage de lunettes bleues, qui amortissent l'impression de la lumière. Je fais mieux que cela : sept à huit jours après l'opération, s'il ne survient aucun accident, s'il n'existe aucune contre-indication, je fais promener le malade le soir, quand il règne un beau clair de lune. La fraîcheur de la soirée est un *baume salutaire* pour les yeux enflammés, et la douceur des rayons lunaires ne produit aucune impression fâcheuse sur l'organe de la vision ; aussi cette promenade nocturne exerce-t-elle toujours sur le physique et le moral du malade une influence très-heureuse. Soyez bien assuré que ce n'est jamais l'air atmosphérique qui fatigue des yeux devenus morbides, mais bien l'éclat et l'action d'une vive lumière.

Les instrumens nécessaires pour pratiquer l'opération de la cataracte dans les cas simples et ordinaires sont,

1°. Un bistouri de Richter, ou *cératotome*, fig. 8, pl. 5 ;

2°. Mon *kistitome* caché, fig. 6 ;

3°. Et une curette montée sur un manche, fig. 9.

Ces instrumens sont représentés dans leurs dimensions naturelles dans la planche 5. Le premier et le troisième de ces instrumens se trouvant décrits dans les traités des maladies des yeux et des maladies chirurgicales, il est inutile de vous en occuper ici. Je vous donnerai seulement la description de mon *kistitome caché :* il se compose d'une aiguille aplatie A, fig. 1; celle-ci glisse dans une gaîne C D, fig. 5, longue, plate et de forme carrée, au moyen de la pression exercée par un ressort B, dont la digitation sert à pousser en avant et à ramener en arrière cette aiguille, lorsque l'on appuie sur le bouton F, qui est monté à pas de vis. La canule G, fig. 3, adaptée à la partie supérieure de la gaîne fig. 6, sert de conducteur à la pointe de l'aiguille. L'extrémité antérieure de cette canule est taillée en biseau, de manière à laisser voir la pointe de l'aiguille, quand elle est poussée en avant. La fig. 6 représente l'instrument monté tel qu'il doit être employé. Quand on veut se servir de ce kistitome avec la main gauche, on renverse l'instrument et la canule de façon que sa pointe taillée en bec de flûte se présente toujours à la vue de l'opérateur. Il suffit d'exercer une pression sur le bouton placé latéralement pour faire faire une saillie d'une demi-ligne à la pointe de l'aiguille; c'est autant qu'il faut pour inciser la cristalloïde. E, fig. 4, est une plaque qui sert de couverture au kistitome, laquelle est reçue à coulisse dans la gaîne fig. 6.

Le jour et le moment de l'opération étant arrêtés, il est nécessaire de s'occuper, 1° de l'appartement où le malade devra être placé après l'opération. Sa chambre sera exposée plutôt au midi qu'au nord, sera bien close, point humide, et on y évitera soigneusement tout courant d'air. Le lit de l'opéré sera garni d'un traversin et d'un oreiller pour lui soutenir la tête, et de rideaux de couleur sombre, afin d'intercepter le passage des rayons lumineux; 2° l'appareil nécessaire pour cette opération est fort simple : il consiste dans un bandeau de toile demi-usée, propre et fine. Ce bandeau de 5 à 6 pouces de large sera assez long pour entourer la tête. On double le bandeau, et sur l'angle du pli on pratique une fente de deux pouces, à quatre ou cinq lignes de son bord inférieur; sur le milieu de cette fente transversale, on pratique verticalement une autre fente d'environ un pouce, de manière que, lorsque le bandeau sera posé sur les yeux, une espèce de bride passe sous le nez, sur la lèvre supérieure, fixe le bandeau, et l'empêche de remonter, si le malade fait des mouvemens dans son lit ou pendant le sommeil. Un peu de charpie fine, mollette, ou de coton en rame, fera partie de l'appareil, afin que, dans le cas où il surviendrait accidentellement une perte d'humeur vitrée, on pût exercer une légère compression sur les paupières pour les appuyer sur les lambeaux de la cornée transparente et maintenir ceux-ci en contact immédiat. Deux compresses carrées ou triangulaires, composées de plusieurs doubles, quelques morceaux de linge fin pour essuyer les paupières, et les joues après l'évacuation de l'humeur aqueuse, des épingles, une bandelette assez longue pour servir de sous-mentonnière, seront préparés sur une serviette, étendue sur un plateau, sur lequel on aura aussi posé les instrumens, qu'un aide sera chargé de présenter, suivant l'ordre de leur usage.

Le choix d'un aide habile est d'une très-grande importance dans l'opération. Il faut qu'il soit intelligent, prompt, adroit, et qu'il connaisse l'opération que l'on va exécuter, afin qu'il suive exactement tous les mouvemens, et prévienne l'intention de l'opérateur dans les trois temps qui composent cette opération.

1er Temps de l'opération.

Au moment de l'opération, on doit procéder à la coiffure du malade, en lui garnissant la tête d'un mouchoir ou d'un bonnet serrés modérément. Si c'est une femme que vous aurez à opérer, et qu'elle ait beaucoup de cheveux, il faudra les ramasser et les appuyer sur la tête, les maintenir sous la coiffe, sans le secours d'un peigne

Sans cette dernière précaution, il arriverait, après quelque séjour au lit, que la tête qui s'appuierait sur ce corps étranger dur, éprouverait une douleur qu'il importe de prévenir.

Ainsi préparé, le malade sera assis sur une chaise basse, placé obliquement devant une croisée bien éclairée; le siége sur lequel vous vous placerez vis-à-vis le malade sera plus élevé. Je me sers ordinairement d'un tabouret dont les pieds ne portent point de traverses, afin que le malade puisse étendre ses jambes en dessous, et se rapprocher de moi autant que je le juge convenable. Chacun des pieds du tabouret est taraudé inférieurement, dans son épaisseur, et dans la longueur de six pouces, pour recevoir une vis surmontée d'une boule qui repose par terre. Ces vis servent à élever ou à baisser le siége au point convenable, d'après la taille du malade.

La position du malade doit être oblique, par rapport à la croisée, de manière que la lumière arrive du côté droit, quand vous aurez à opérer l'œil gauche, et *vice versâ;* car, si vous vouliez opérer l'œil placé du côté de la croisée, il se formerait, par la réflexion d'une portion des rayons lumineux qui tomberaient sur la surface lisse et sphérique de la cornée transparente, un point brillant au côté externe de l'œil, phénomène qui vous empêcherait de bien distinguer le lieu où vous devrez commencer l'incision de la cornée transparente.

Si le malade était placé directement devant la croisée, le même phénomène de réflexion aurait lieu sur le centre de la cornée, et déroberait à votre vue la marche, et le passage de la lame du cératotome au-devant de l'iris. Lorsque, au contraire, le malade sera situé comme il a été dit, la lumière tombera directement sur le grand angle de l'œil, ce qui ne gênera point l'opération.

Votre aide se placera derrière le malade, à une hauteur convenable, et de manière que la tête de celui-ci soit appuyée contre la partie inférieure de la poitrine de l'aide, lequel pourra ainsi se courber un peu, et porter sa tête en avant, afin de suivre les différens mouvemens de l'opération, ce qui est très-important. Si c'est l'œil droit que vous ayez à opérer et *vice versâ*, l'aide passera sa main droite sous le menton, afin de fixer la tête, tandis que sa main gauche sera posée sur le front; ses doigts indicateur et médius, juxta-placés, s'appuieront sur l'orbite de manière que leur pulpe arrive au niveau du bord libre de la paupière supérieure, qu'ils ramèneront en arrière, afin de la tenir fixée contre le rebord inférieur de l'arcade sourcilière, sans exercer de pression sur le globe. Vous abaisserez vous-même la paupière inférieure avec l'indicateur et le médius, sans la renverser, et vous l'assujettirez sur le rebord inférieur de l'orbite.

Mais si le malade éprouve trop d'émotion, si l'œil est vacillant, indocile à la volonté; s'il roule sans cesse dans l'orbite, alors, soutenant la paupière inférieure avec l'indicateur seulement, vous porterez la pulpe du doigt médius sur la caroncule lacrymale, un peu sur la partie interne du globe, afin que, par une légère pression, vous suspendiez les mouvemens de l'œil, jusqu'à ce que vous ayez traversé la cornée transparente.

Votre pied correspondant à la main qui devra agir, sera posé sur un petit tabouret placé sur le côté de la chaise du malade, de manière que le coude appuyé sur le genou porte et soutienne la main au niveau de la tempe. La main sera armée du cératotome; l'instrument, saisi près de sa lame, entre le pouce, l'indicateur et le médius demi-fléchis, sera dirigé de haut en bas, et de dehors en dedans, tandis que le petit doigt et l'annulaire, également demi-fléchis, prendront un point d'appui sur le côté de la tempe, au-devant de l'oreille. Faites bien attention à cette demi-flexion des doigts, elle est rigoureuse; dans cette opération délicate, cette position modifie singulièrement les mouvemens musculaires que doit exécuter l'opérateur.

Tandis que vous vous emparerez de l'attention du malade par des questions sur un sujet qui puisse l'intéresser, vous lui ordonnerez de regarder fixe : puis, surprenant, pour ainsi dire, habilement le globe oculaire dans cet état de fixité, vous enfoncerez la pointe de l'instrument dans la cornée transparente, à une demi-ligne de son limbe, et au milieu du quart de cercle de cette membrane, compris entre l'extrémité externe du diamètre transverse et l'extrémité supérieure du diamètre vertical.

Pour commencer l'incision, il faut tenir l'instrument perpendiculairement à la cornée, prenez bien garde, ce précepte est important; car, si la pointe était présentée obliquement sur la surface sphérique de la cornée, elle pourrait sillonner entre les lames de cette membrane sans pénétrer dans la chambre antérieure. Aussitôt que sa pointe aura traversé cette membrane, le manche de l'instrument sera ramené en arrière, de manière à ce que sa lame, après avoir parcouru la chambre antérieure, suivant un plan parallèle à l'iris, aille transpercer la cornée au point diamétralement opposé à celui sur lequel l'instrument aura d'abord été appliqué. Dès que l'œil est traversé, vous poursuivez l'incision, en poussant l'instrument lentement et obliquement, de haut en bas, et de dehors en dedans, de manière à former sur la cornée une incision semi-lunaire, régulière, et également distante de la circonférence du limbe; mais, surtout, que votre incision soit toujours assez grande pour donner facilement issue au cristallin.

Aussitôt que la pointe du cératotome aura ainsi traversé la cornée, l'aide abandonnera peu à peu la paupière supérieure qui suivra l'instrument, afin que, du moment où la section sera terminée, cette paupière applique le lambeau supérieur contre le lambeau inférieur, et que l'air ne pénètre pas dans l'œil.

Quelquefois la cornée très-consistante offre de la résistance au tranchant de l'instrument; il convient alors de porter le bord de l'ongle du doigt indicateur au-dessous de la pointe de l'instrument, pour soutenir la cornée et faire glisser la lame du cératotome au-dessus de cet ongle, en achevant la section.

Je vous ai déjà recommandé de conduire l'instrument dans la chambre antérieure, suivant un plan parallèle à l'iris. Cette précaution est essentielle par les raisons suivantes : si le tranchant était porté trop en avant et en haut, la section que vous feriez laisserait une cicatrice voisine du centre de la cornée, cicatrice qui pourrait gêner l'entrée des rayons lumineux, surtout quand le malade regarderait en bas; de plus, l'incision, s'approchant de la ligne transversale, perdrait de son étendue en perdant de sa circonférence, et pourrait n'être plus assez grande pour laisser sortir le cristallin. Dans le cas contraire, le tranchant, porté trop en bas et en arrière, pourrait atteindre l'iris, et terminer l'incision sur la sclérotique, d'où suivrait subitement l'issue du cristallin et de toutes les humeurs de l'œil.

Quelquefois, avant que la section de la cornée soit terminée, l'iris tombe dans un état de *prolapsus*, et cette membrane relâchée vient envelopper la lame de l'instrument. Aussitôt, arrêtez-vous; portez alors la pulpe du doigt indicateur sur la cornée, pour y exercer quelques frictions; l'iris se contractera, et vous continuerez ensuite l'opération quand l'instrument sera dégagé.

Après la section de la cornée, vous faites tenir les paupières fermées, et vous laissez quelques instans de repos au malade, avant de procéder au second temps; avec un linge de toile fine, vous essuierez légèrement la joue et les paupières, sur lesquelles l'humeur aqueuse aura été répandue.

2e Temps.

C'est dans ce temps que se rencontrent souvent les principales difficultés de l'opération. De l'examen des phénomènes qui surviennent dans l'œil après l'incision de la cornée, je vous ferai ressortir ces difficultés et le danger que vous encourrez en portant un instrument tranchant à nu jusqu'au milieu du globe, pour aller inciser la cristalloïde.

L'incision de la cornée donnant issue à l'humeur aqueuse qui remplit la chambre antérieure, l'œil perd de son volume et s'affaisse un peu. Si, dans ce cas, vous ordonniez au malade d'ouvrir lui-même les paupières, il commettrait une imprudence, parce qu'aussitôt qu'il écarte les paupières, il cherche à voir, pour s'assurer si l'opération a réussi. Dans ce cas, le releveur de la paupière supérieure, agissant simultanément avec les muscles moteurs, qui ont leur point commun d'insertion dans la partie postérieure de l'orbite, porte en avant l'humeur vitrée, et le cristallin pousse l'iris, qui vient se coller contre la face interne de la cornée : l'œil incisé en devant n'offrant plus de résistance, il pourrait s'ensuivre une issue du cristallin et de l'humeur vitrée, surtout si le globe est proéminent, comme chez les myopes. D'autres fois, un flot d'humeur vitrée peut s'échapper, et le cristallin se précipiter dans le fond de la chambre postérieure, où il sera nécessaire d'aller le saisir avec une pince pour en faire l'extraction.

Bien que la douleur produite par l'incision de la cornée transparente ne soit que très-légère, quelques malades craintifs s'en exagèrent l'intensité, et cette influence morale détermine quelquefois une espèce de torpeur dans le globe de l'œil. Alors les fonctions des muscles de cet organe sont perverties; l'action prédominante d'un de ces muscles peut faire dévier le globe oculaire de l'axe de l'orbite; d'autres fois, en raison de la contraction désordonnée de l'appareil musculaire de l'œil, cet organe roule et s'agite involontairement dans sa cavité, sans que le malade puisse réprimer ces mouvemens insolites.

Quelquefois, après que la chambre antérieure a été vidée, l'iris tombe dans un état de *prolapsus*, et on le voit flotter passivement au-devant du cristallin, ou s'engager entre les bords de la plaie de la cornée. Dans ce cas, en introduisant à nu un instrument tranchant dans la chambre antérieure, alors que l'on ne pourra fixer le globe, la lame pourra sans doute être enveloppée par l'iris; en cherchant à la dégager, on blessera par fois le bord pupillaire de cette membrane, et on occasionera sa déchirure au moment où elle sera distendue par le passage du cristallin, ou bien cette pointe lésera l'iris, soit dans son milieu, soit sur son bord excentrique, et cette blessure déterminera une hémorrhagie qui troublera les suites de l'opération. De plus, en raison du peu d'épaisseur de la membrane de l'iris, cette piqûre pourra la transpercer et aller atteindre le plexus ciliaire, occasioner une inflammation de ce plexus nerveux, laquelle, prenant le caractère chronique, pourra consécutivement produire une occlusion de la pupille, ou une paralysie de la rétine, ou telle autre névrose.

Chez des malades très-irritables, j'ai vu l'iris entrer dans des mouvemens spasmodiques, et laisser observer très-distinctement des mouvemens d'oscillation. Au moment où l'on introduira à nu l'instrument, et que l'on traversera la pupille pour aller inciser la cristalloïde, qui peut répondre que cette membrane, se resserrant subitement sur l'instrument, ne sera pas lésée dans son bord pupillaire, et que cette lésion ne donnera pas lieu à l'accident déjà signalé lors de l'irruption du cristallin?

Voilà ce que j'ai vu, ce que j'ai observé : tous ceux qui, comme moi, auront beaucoup opéré avoueront sans doute avoir fait les mêmes observations, s'ils ne craignent pas de dire la vérité. Ces considérations, puisées dans l'expérience, ne doivent-elles pas suffire pour faire rechercher des moyens capables d'obvier à des inconvéniens aussi graves. En chirurgie, il importe moins de faire preuve d'un peu plus ou d'un peu moins de hardiesse, que de parvenir sûrement à la guérison. Tous les opérateurs n'ont pas le bonheur d'exercer leur profession dans de grands hôpitaux, où une erreur ne serait point comptée, en supposant qu'on puisse y en commettre : mais, dans la pratique civile, c'est bien différent ; on agit directement sous les yeux de l'opinion, cette reine du monde. N'oubliez pas qu'en un instant, et par un seul insuccès, vous pourrez perdre la confiance publique, votre considération et le fruit de vos pénibles travaux durant le cours de votre vie. Combien cette réflexion ne devra-t-elle pas vous rendre circonspect dans vos tentatives, et vous engager à accueillir avec empressement les moyens les plus simples, les plus sûrs pour remplir votre tâche, non moins délicate et difficile qu'honorable !

L'usage du kistitome caché, que j'ai imaginé, vous offrira toute sécurité dans l'exécution du second temps de l'opération de la cataracte. Vous concevrez ses avantages quand je vous aurai montré comment on doit s'en servir.

L'opérateur et l'aide garderont les positions respectives qu'ils avaient pour exécuter le premier temps ; les paupières seront écartées avec les précautions que je vous ai indiquées : il faut tenir mon kistitome comme une plume à écrire, de la main qui doit opérer, voyez fig. 7 ; le pouce reposera sur le bouton placé latéralement. Cette main, placée entre la pronation et la supination, sera appuyée sur la pommette de la joue ; l'extrémité antérieure de la canule sera dirigée de bas en haut entre les bords de la plaie de la cornée, passera au-devant de l'iris sans l'offenser, traversera la pupille et arrivera sur la cristalloïde du côté de l'angle interne. Aussitôt le pouce exercera une pression sur le bouton, l'aiguille fera saillie d'une demi-ligne et pénétrera la membrane cristalloïde. Maintenant, comme on conserve toujours la pression sur le bouton, l'aiguille sera portée du côté de l'angle externe de l'œil, suivant une ligne circulaire (*Voyez* figure 7.), de manière à pratiquer sur la face antérieure de la membrane cristalloïde une incision elliptique ; dans ce trajet, l'extrémité de la canule glisse sur le bord pupillaire de l'iris, et le garantit des lésions du tranchant de l'aiguille ; aussitôt vous cessez la pression du bouton, l'aiguille rentre et vous retirez le kistitome d'une manière inverse à celle qui a servi à l'introduire. Ainsi vous aurez pratiqué sur la capsule cristalline une grande incision qui favorisera singulièrement *l'énucléation* de la cataracte. Les paupières sont ensuite rapprochées, et le malade se repose un moment.

3e Temps.

La curette fig. 9, est tenue à peu près comme le cératotome ; son extrémité est portée près du bord libre de la paupière supérieure, qu'elle remonte en exerçant en même temps une légère compression sur le globe d'avant en arrière. Cette pression, exercée sur un viscère de forme sphérique, communique au fluide contenu une ondulation qui, suivant la courbe formée par la partie concave et postérieure de l'œil, se continue de derrière en avant, fait culbuter le cristallin, porte sa partie supérieure en arrière, tandis que l'inférieure se présente à l'ouverture de la pupille, qu'elle dilate ; le cristallin, ainsi disposé, s'échappe dans la chambre antérieure, d'où l'expulse le lambeau supérieur de la cornée, par le secours de la paupière supérieure qu'on ramène en avant et en bas au fur et à mesure que le cristallin fait irruption de son chaton. Vous laisserez encore reposer un instant le malade. Vous écarterez ensuite avec beaucoup de précaution les paupières pour constater l'état de la pupille, et examiner si quelques portioncules de cataracte ne seraient pas restées dans l'œil ; dans ce cas la curette introduite avec prudence entre les lèvres de la plaie les amènerait au dehors. Avant de fermer l'œil, il faut que l'iris soit revenu à son état normal, que la prunelle présente une couleur noire, que les deux bords de la plaie soient bien affrontés; enfin, que le malade distingue les objets qu'on lui présente. Cette dernière condition est très-nécessaire pour entretenir l'espérance dans l'esprit de l'opéré, le résigner à la patience, et le rendre plus docile pendant les soins consécutifs.

Il faut que la pression que vous exercerez sur le globe pour faire sortir le cristallin soit pratiquée avec beaucoup de ménagement; car si vous dépassiez le degré de force convenable, le mouvement que vous imprimeriez médiatement à l'humeur vitrée romprait les cellules de la membrane hyaloïde, et l'humeur vitrée fuserait.

Quelquefois la prunelle ayant éprouvé une sorte de distension par le passage du cristallin, l'iris reste dans un état de *prolapsus*, et demeure engagé entre les bords de la plaie de la cornée. Il faut le refouler avec la curette dans la chambre antérieure avant de fermer l'œil; sans cette précaution, il pourrait contracter des adhérences avec les bords de la plaie, produire un éraillement de la pupille et gêner l'accomplissement des lois de la dioptrique visuelle.

Pansement et soins consécutifs.

Après avoir essuyé les paupières et les joues, on place une compresse carrée ou triangulaire sur les paupières, que l'on maintient par un bandage contentif dont les deux chefs sont ramenés derrière la tête et arrêtés sur la coiffure au moyen d'épingles. Ce bandage sera modérément serré. Une compression trop forte sur le globe pourrait avoir l'inconvénient non-seulement de produire une inflammation consécutive, mais encore de provoquer l'évacuation des humeurs de l'œil. De plus, la compression que la bride du bandage exercerait sur la lèvre supérieure, en passant au-dessous du nez, fatiguerait singulièrement le malade.

Si pendant l'opération une partie de l'humeur vitrée s'était évacuée, ce qui occasionerait une diminution dans le volume du globe, il conviendrait alors de placer un peu de charpie mollette, ou de coton en rame au-dessus des paupières, de poser les compresses au-dessus de celle-ci, et de maintenir le tout par le bandage. Cette précaution est utile afin de tenir les bords de la plaie affrontés, et de favoriser ainsi leur adhésion plastique.

Dans le cas où l'on aurait à craindre que le

malade ne restât pas assez tranquille dans le lit, et qu'il pût déranger l'appareil, on passerait, au-dessous du menton, une bande dont les chefs seraient conduits sur les côtés de la tête pour être fixés sur le synciput. Au moyen d'épingles, cette bande sera attachée au bandage sur les parties latérales de la tête.

Le malade sera ensuite placé dans son lit, convenablement disposé ; il sera couché sur le dos, la tête soutenue par un oreiller. Si les deux yeux ont été opérés en même temps, cette dernière position est rigoureuse afin que le malade n'exerce aucune compression sur les deux globes en se retournant sur les côtés ou en appuyant la face sur l'oreiller. Mais, dans le cas où un seul œil aura été soumis à l'opération, il sera permis à l'opéré de se reposer sur le côté opposé à l'œil malade. Les rideaux de couleur sombre, dont on aura entouré le lit, seront fermés, et les moyens nécessaires pour empêcher la lumière de pénétrer dans la chambre du malade seront mis en usage.

Ici se termineraient vos fonctions, si nous avions l'erreur d'admettre que les attributions du chirurgien ne doivent point s'étendre au traitement de maladies dites *internes*. Mais immédiatement après l'application des moyens chirurgicaux, ou la *thérapeutique mécanique* de la médecine, commence un nouvel ordre de phénomènes morbides, que vous aurez à observer, et à traiter convenablement, afin d'obtenir une guérison sûre, complète. Car, pour rendre la vue à un individu, il ne suffit pas toujours d'extraire habilement de l'œil un cristallin devenu opaque ; il faut encore savoir parer aux accidens consécutifs que l'opération peut susciter. Ainsi, dès que l'opération est terminée, une maladie nouvelle se déclare, c'est l'inflammation ; or, comme cette inflammation est de même nature que toutes celles qui peuvent sévir sur tout organe indistinctement, son traitement rentre naturellement dans les indications de la thérapeutique générale. Je me plais donc à croire que vous connaissez cette partie si essentielle de la médecine, et que vous saurez faire avec sagacité l'application de ses règles, en tenant toujours compte des dispositions constitutionnelles du sujet, de l'état spécial des organes affectés, des complications de maladies secondaires, originelles ou acquises, de l'intensité de l'inflammation locale, de l'influence de la constitution atmosphérique actuelle, de celle des autres modificateurs externes, etc.

Sans doute, il y a encore une foule de particularités inhérentes à l'opération de la cataracte que je laisse à regret, et sur lesquelles j'aurais pu vous entretenir plus longuement ; mais la nature de cet écrit, et les bornes que je m'y suis prescrites ne me permettent pas d'embrasser toutes les complications, et toutes les anomalies de cette espèce de cécité. Dans un temps plus éloigné et plus opportun, je pourrai, j'espère, m'étendre davantage sur une maladie que l'expérience m'a déjà montrée sous une grande variété de formes, et de caractères différens.

Avant de terminer cette lettre, j'ai encore quelques mots à vous dire des avantages de mon kistitome employé pour la formation d'une pupille artificielle. Si nous admettons la théorie ingénieuse de M. le docteur Maunoir, de Genève, sur l'action des muscles *constricteur* et *dilatateur* qu'il a reconnus dans la structure anatomique de l'iris, en pratiquant une très-petite incision à la cornée transparente, afin d'introduire dans la chambre antérieure la gaine de l'aiguille de mon kistitome, on pourra alors faire sur la surface de l'iris une ouverture transversale ou longitudinale comme l'a proposé le célèbre opérateur de Genève, d'après l'indication actuelle des lésions organiques qui nécessitent l'opération de la pupille artificielle, afin de laisser arriver les rayons lumineux jusque sur la rétine. Par ce procédé on aura l'avantage, pendant cette opération, de ne point évacuer l'humeur aqueuse de la chambre antérieure de l'œil, et de conserver la sphéricité de la cornée ; la tension de l'iris qui se relâche souvent dès que la chambre antérieure a été vidée par suite d'une grande incision pratiquée sur la cornée transparente, étant conservée, permettra d'agir plus librement sur toute l'étendue de cette membrane si délicate. Toutes ces circonstances vous donneront la facilité de porter avec aisance la pointe tranchante du kistitome sur le point de l'iris que vous aurez jugé nécessaire d'inciser, afin de former une pupille artificielle.

L'opération qui nous occupe est tellement difficile, scabreuse ; ses résultats sont tellement chanceux, qu'il importe d'employer dans son manuel les procédés les plus sûrs, afin de ne point augmenter, par le défaut de l'art, les accidens funestes qui, le plus souvent, résultent de l'irritabilité et de la délicatesse des parties qu'il faut intéresser.

La formation d'une pupille artificielle est la dernière ressource que l'art peut offrir à l'homme atteint de cécité, pour cause d'occlusion de la prunelle, ou de l'altération de la lucidité du centre de la cornée transparente ; aussi convient-il qu'elle soit exécutée avec toutes les précautions et toute l'habileté dont vous serez capable. La position du malheureux, placé entre l'espérance de recouvrer le sens de la vue par suite d'une opération habilement exécutée, et le chagrin affreux de rester éternellement plongé dans les ténèbres, impose au médecin philosophe un devoir rigoureux. Malgré ses soins et son habileté, l'opérateur peut néanmoins échouer ; mais alors sa conscience le rassure contre les injustes reproches qu'on pourrait lui adresser.

Fais ce que dois, advienne que pourra.

Adieu.

FIN.

EXPLICATION DES PLANCHES.

PLANCHE PREMIÈRE.

Fig. 1re. Canule extérieure ou *gaîne*.
Fig. 2. Pince ou *litholabe*.
Fig. 3. Foret, perforateur, ou *lithotriteur*.
Fig. 4. Instrument *lithontripteur* monté, tel qu'il doit être introduit dans la vessie.
Fig. 5. Pierre rendue naturellement par la nommée Marie Boyer (*Voyez* page 168).
Fig. 6. Pierre trouvée dans la vessie de mad. Tourt... (*Voyez* page 174).
Fig. 7 et 8. Calculs expulsés naturellement par madame Tourt.... (*Voyez* page 172).

PLANCHE II.

Cette planche représente une coupe verticale du bassin, de la vessie, et du canal de l'urèthre, le pénis étant placé perpendiculairement à la ligne médiane; elle a été dessinée d'après nature, sur une préparation anatomique faite à l'hôpital Beaujon.

L'extrémité antérieure B du lithontripteur (le format de la planche n'a pas permis de représenter l'instrument dans sa longueur naturelle) introduit perpendiculairement (*Voyez* page 70 et suivantes), butte contre le bulbe, dont la paroi antérieure et inférieure est portée en dehors et en bas. Dans le mouvement de rotation que l'on imprime à l'instrument pour le faire arriver suivant la ligne A, B, afin de lui faire former avec la ligne horizontale O, Q, un angle de quarante-cinq degrés, son extrémité antérieure décrit l'arc de cercle *a, b*; poussée en avant, dans la partie membraneuse, cette extrémité de l'instrument arrive sur la paroi inférieure de cette membrane au point *d*. En faisant de nouveau abaisser le lithontripteur jusqu'à la ligne E, C, afin de le placer dans la direction de la portion prostatique, son extrémité antérieure décrit l'arc de cercle *d, g*, et pénètre dans le réservoir urinaire, en parcourant la ligne D, E. La sonde droite arrive donc dans la vessie en formant, dans sa marche, les angles E, B, D, et B, D, E.

Le canal de l'urèthre réduit à une ligne rectiligne, sous la puissance du lithontripteur, présente les particularités suivantes, l'instrument étant tenu dans la direction de la ligne O, Q: 1° les portions bulbeuse et prostatique forment des plissures sur sa paroi inférieure; 2° sa paroi supérieure est au contraire tendue; 3° et la glande prostate est déprimée vers le rectum.

PLANCHE III.

Fig. 1re. Le lithontripteur ayant saisi la pierre dans la vessie est ajusté sur le tour pour procéder au broiement; le tour est de grandeur naturelle;

le lithontripteur a été réduit dans sa longueur.

Fig. 2. Arc qui doit être monté sur la poulie A, fig. 1re, pour mettre en jeu le perforateur. L'arc dont je me sers a trente pouces de long.

Fig. 3. Ressort en spirale.

Fig. 4. Cylindre qui reçoit le ressort en spirale.

Fig. 5. Pivot qui pousse le perforateur (*Voyez* page 50).

Fig. 6. Pince du litholabe ouverte dans la vessie; le forêt est ramené en arrière pour laisser libre l'espace compris entre la divérgence des branches (*Voy.* page 78).

PLANCHE IV.

Fig. 1re. Lit *lithotriteur* vu de côté, la couche étant dans une position horizontale (*Voyez* page 179).

Fig. 2. Le malade est couché sur le lit *lithotriteur*, au moment d'être opéré (*Voyez* page 182).

Fig. 3. Quadrilatère coupé par une diagonale, représentant la forme d'un autre lit (*Voyez* page 180).

PLANCHE V.

Cette planche représente les instrumens dans leurs proportions naturelles.

Fig. 1re. A, aiguille du *kistitome*.

Fig. 2. B, tige d'acier élastique; F, bouton monté à pas de vis sur la tige.

Fig. 3. G, gaîne de l'aiguille, ou canulle conductrice.

Fig. 4. E, couverture du kistitome, reçue à coulisse sur ce dernier, E, fig. 6.

Fig. 5. C, D, gaîne du kistitome dans l'intérieur de laquelle sont placées la tige et l'aiguille.

Fig. 6. Kistitome tel qu'il doit être employé.

Fig. 7. Application du kistitome au deuxième temps de l'opération de la cataracte.

Fig. 8. Cératotome ou bistouri de Richter.

Fig. 9. Curette montée sur un manche.

FIN DE L'EXPLICATION DES PLANCHES.

TABLE DES MATIÈRES.

FIN DE LA TABLE.

ERRATA.

Page xxj, lig. 23, Kunnholtz, *lisez* Kühnoltz.
Page 32, lig. 12, qui ai, *lisez* qui ait.
Page 32, lig. 8 de la note, pratiquée, *lisez* pratiquées.
Page 46, lig. 19, touret, *lisez* tour.
Page 48, lig. 9, fig. 4, *lisez* fig. 3.
Page 51, lig. 6, D, B, D, *lisez* D, B, E.
Page 62, note, 3e lig., igne, *lisez* ligne.
Page 137, lig. 23, individi, *lisez* individu.

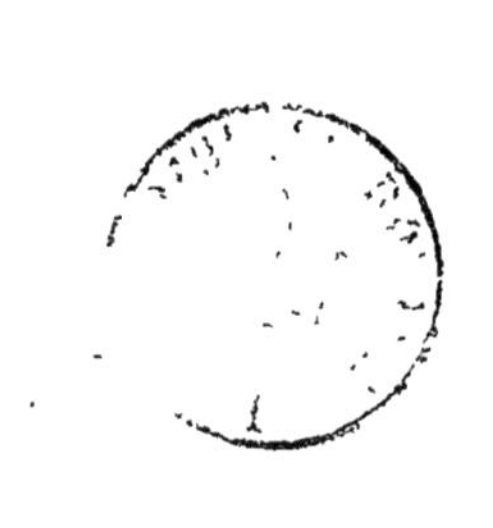

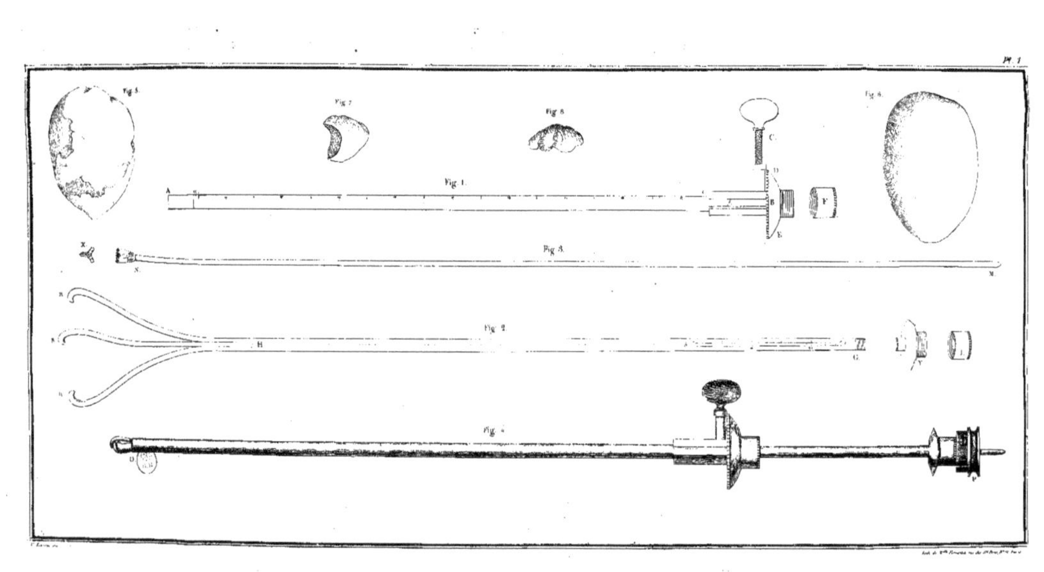
Pl. 1
Fig 5.
Fig 7
Fig 8
Fig 6.
Fig 1.
Fig 3.
Fig 2
Fig 4

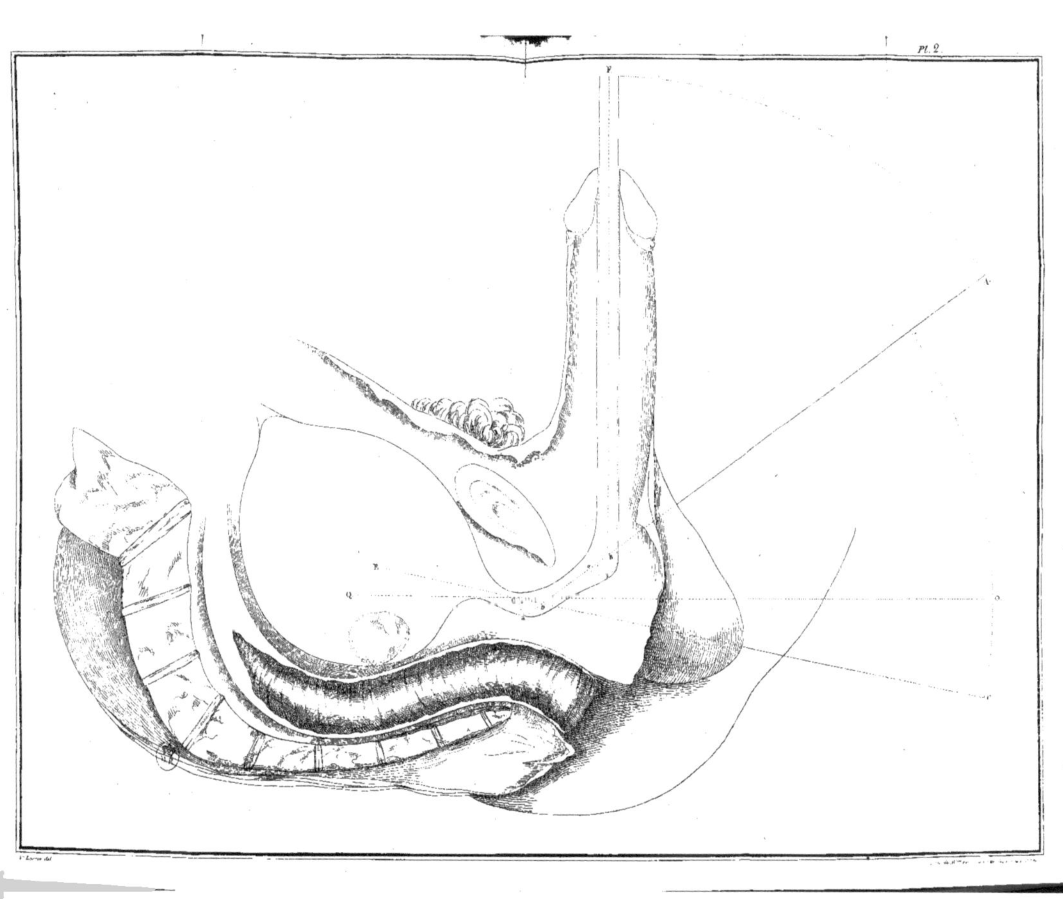

Pl. 2.

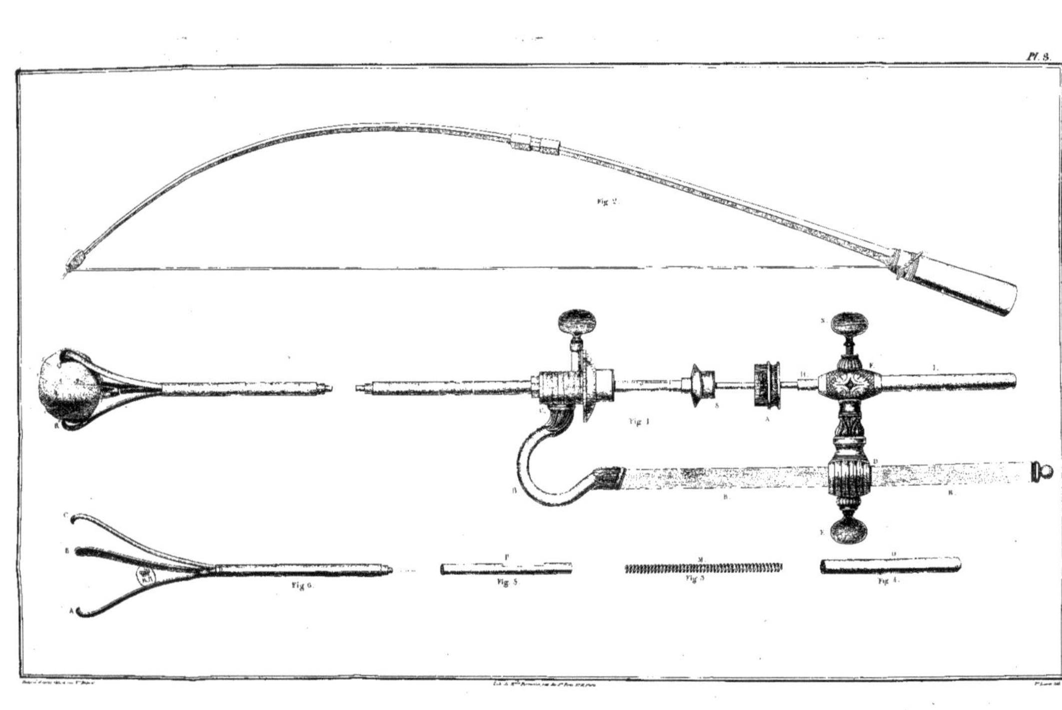
Fig 2
Fig 1
Fig 6
Fig 5
Fig 3
Fig 4

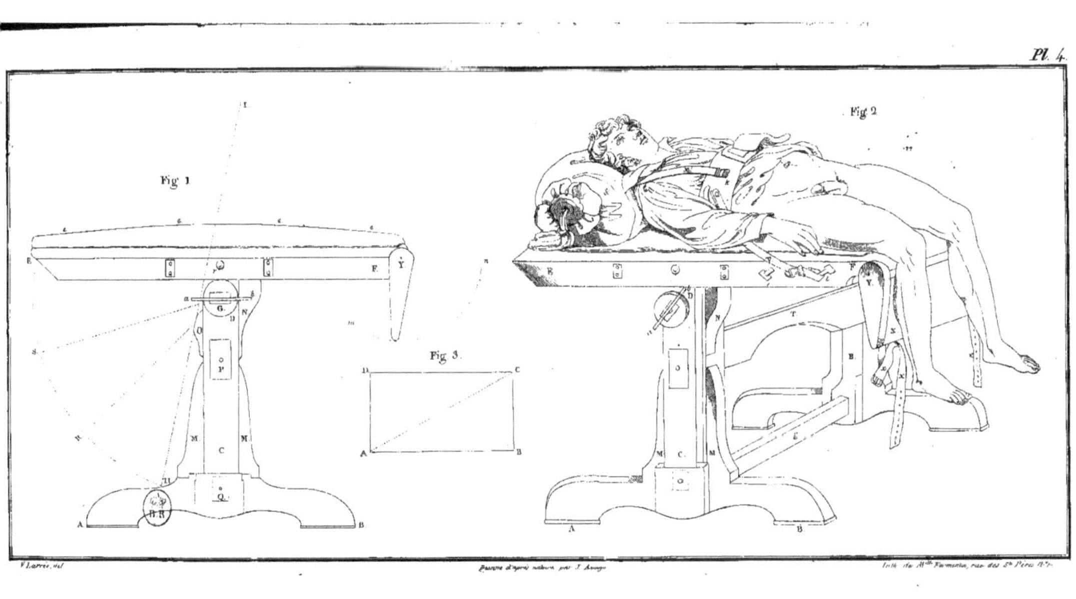

H. Larrey, del. — Dessiné d'après nature par J. ... — Lith. de Mlle Formentin, rue des Sts Pères N° ...

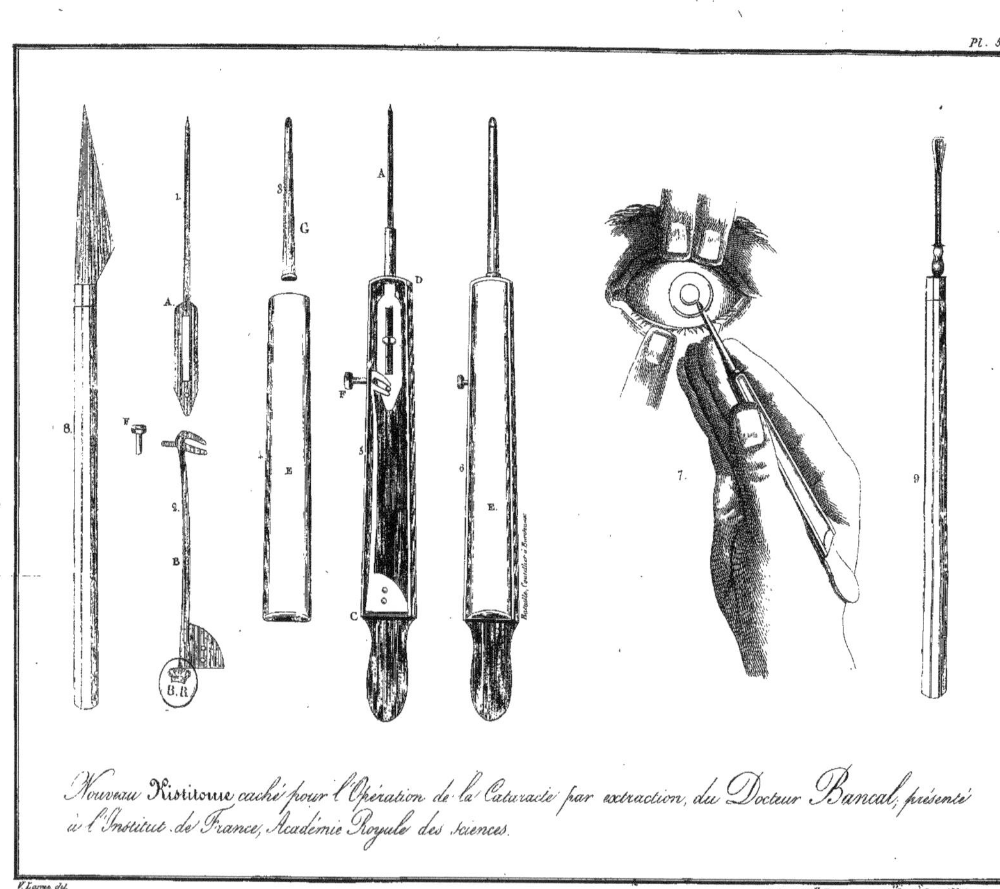

Nouveau Kistitome caché pour l'Opération de la Cataracte par extraction, du Docteur Bancal, présenté à l'Institut de France, Académie Royale des sciences.

V. Lavoye, del. — Lith. de Mlle Formentin, rue des Saints Pères, N.° 10